Je soulage ma
dépression
grâce au yoga

Depuis 40 ans, Terre vivante vous fait partager ses expériences en matière d'écologie pratique : jardinage bio, soins naturels, alimentation saine, consommation responsable, habitat écologique… à travers :
- l'édition de livres pratiques,
- le magazine *4 saisons*,
- des jardins écologiques proposant des stages pratiques,
- le portail Internet www.terrevivante.org.

Le catalogue des ouvrages publiés par Terre vivante est disponible sur simple demande et sur Internet.

Terre vivante
Domaine de Raud
38710 Mens
Tél. 04 76 34 80 80
E-mail : info@terrevivante.org
www.terrevivante.org

Leader de la presse magazine yoga francophone, *Esprit Yoga* étend désormais son expertise à l'univers de l'édition. Esprit Yoga Éditions publie notamment des ouvrages pratiques destinés aux adultes et des collections plus spécifiquement adressées aux enfants.

Esprit Yoga Éditions
192 rue Cardinet
75017 Paris
E-mail : redaction@esprityoga.fr
www.esprityoga.fr

Direction éditoriale : Brigitte Michaud & Andrea Semprini

Coordination éditoriale : Fabienne Vaslet

Suivi de projet et mise en page : Yvonne Lambert-Bissuel

Conception graphique : Françoise Masson

Photogravure : C'limage

Fabrication : Marie Décamps

Photographies : Sébastien Dolidon

Illustrations : Sophie Ruffieux (sauf le picto « podcast » p. 46 et 79 : © Marc Brown/Adobe Stock)

Livre éco-conçu

Terre vivante a réalisé en 2010 la première analyse du cycle de vie (ACV) d'un livre en France. Cette étude nous a permis d'identifier les impacts de la fabrication d'un livre sur l'environnement, dans l'objectif de les limiter :

Fabriquer des livres, quels impacts sur l'environnement ? à consulter sur www.terrevivante.org

Le papier choisi pour cet ouvrage est issu de pâte vierge produite écologiquement en Europe à partir de forêts gérées durablement. Ce livre est, de plus, imprimé en France, par un imprimeur soucieux de préserver l'environnement à travers des actions d'économies d'énergie, de valorisation des déchets, d'utilisation de produits moins nocifs pour la santé des travailleurs…

ISBN : 978-2-36098-646-0
ISSN : 2679-7623

Mélanie Veyrond

Je soulage ma **dépression** *grâce au yoga*

ESPRIT YOGA ÉDITIONS

terre vivante

AVERTISSEMENT AU LECTEUR

Les descriptions posturales et les conseils présentés dans cet ouvrage s'adressent à des personnes en bonne condition physique. Si vous souffrez d'une pathologie ou d'une fragilité spécifique, consultez votre professeur de yoga et votre médecin avant de pratiquer. L'éditeur décline toute responsabilité pour d'éventuelles blessures résultant des postures et conseils proposés dans ces pages.

LE CHOIX DU MATÉRIEL

Nous présentons en page 12 le matériel nécessaire pour réaliser les postures de ce livre. Pour des raisons de confort et de sécurité, nous vous recommandons d'utiliser un matériel spécifique à l'activité yoga.

Sommaire

J'éprouve une profonde gratitude pour tous les professeurs qui m'ont enseigné le yoga et la yogathérapie et m'ont guidée sur ce chemin si beau et si riche de connaissances.

Je tiens à remercier Andrea pour sa confiance, Zineb et Sophia pour leur complicité et les photos, Yvonne pour ses corrections et relectures, ainsi que les éditions Terre vivante.

Mélanie Veyrond

La collection « Yoga & Santé »

Discipline millénaire, le yoga a développé au fil du temps une formidable connaissance du corps humain, de son fonctionnement et de sa capacité d'autoguérison. Dans le yoga, le corps physique n'est jamais considéré isolément, comme une entité purement organique. Les dimensions énergétique, émotionnelle et psychologique sont également prises en compte.

Les maîtres anciens avaient compris il y a fort longtemps ce que la science médicale contemporaine semble à peine commencer à découvrir, à savoir que beaucoup de nos problèmes physiques peuvent être soignés ou soulagés efficacement si nous les abordons de manière holistique[1].

Mais le yoga ne saurait être réduit à une gymnastique améliorée. Il peut devenir thérapeutique quand le pratiquant :
– réalise les postures en conscience, c'est-à-dire qu'il porte une grande attention à ses gestes, au placement de son corps, au ressenti intérieur que chaque position va engendrer ;
– associe ces postures au souffle ; les inspirations et les expirations dans le yoga ne sont jamais anodines, car c'est par la respiration que se concrétise la dimension énergétique et que se déclenche le processus d'autoguérison ;
– s'inscrit dans une démarche personnelle volontaire, devenant ainsi acteur de sa propre guérison.

La collection « Yoga & Santé » puise dans la riche tradition du yoga pour présenter, de manière simple et claire, des séquences de postures qui peuvent apporter un réel soulagement à bien des problèmes.

Elle s'adresse aux personnes qui font du yoga, mais aussi aux non-pratiquants, à tous ceux qui souhaitent prendre en main leur bien-être et se soigner de manière naturelle et holistique.

Andrea Semprini
Directeur de collection

---

1. En médecine, la méthode holistique (du grec, *holos* : entier, qui forme un tout) traite le patient globalement (corps et esprit) et non pas seulement la partie affectée par les symptômes.

La dépression : un vide d'énergie

La dépression est un mal contemporain, corrélé à un mode de vie qui ne respecte plus les rythmes de la nature et donc de l'homme. Perte d'élan vital et d'estime de soi, grande tristesse, énergie dans les chaussettes, manque d'intérêt, émotivité… Le corps est épuisé. La dépression peut se définir comme un « vide d'énergie ». Il existe autant de « déprimes » que de personnes qui en souffrent. Car bien que la dépression réponde à des critères précis, il n'existe pas « une » dépression uniforme, mais une multitude de déclinaisons de ce trouble. Toutefois, nous pouvons identifier des éléments caractéristiques ou signes cliniques de la dépression. Ces signes sont au nombre de cinq et correspondent à cinq fonctions différentes du cerveau : l'envie, le plaisir, la concentration, le contrôle émotionnel et la capacité à se synchroniser dans l'espace-temps.

Pour comprendre cet état si particulier, il faut évoquer le rôle des neuromédiateurs, ces substances chimiques produites par les neurones et assurant la bonne conduction de l'influx nerveux, donc la communication entre neurones. Lors d'un état dépressif, les neuromédiateurs sont altérés, perturbant ainsi les cinq fonctions du cerveau que nous venons d'évoquer. Chaque signe clinique ou caractéristique de la dépression est plus ou moins important : cela dépend des neuromédiateurs, qui peuvent être neutralisés à cause du stress ou fabriqués en quantité insuffisante par manque d'apport nutritif. La compréhension des mécanismes de la dépression à partir des neuromédiateurs permet de mettre en place une approche très concrète et d'offrir une réponse adaptée en yogathérapie. Les postures et les méditations choisies pourront ainsi agir sur les différents neuromédiateurs selon la manière dont elles seront pratiquées.

Sur le schéma en étoile de la page 9, chaque branche correspond à un neuromédiateur. Pour chaque neuromédiateur sont indiqués les troubles qui se produisent en cas de dysfonctionnement.

• La dopamine est responsable du désir, de l'envie. Elle peut être comparée au starter d'une voiture. Quand tout va bien, vous vous réveillez avec l'envie de passer une belle journée et vous n'avez aucune difficulté à sortir de votre lit.

• La noradrénaline, responsable du plaisir, de la joie, peut être comparée à l'essence du moteur. Dopamine et noradrénaline donnent l'énergie pour avancer et agir. Quand ces neuromédiateurs dysfonctionnent, vous vous sentez épuisé, vidé, le moindre effort vous paraît une montagne, signes caractéristiques de la dépression.

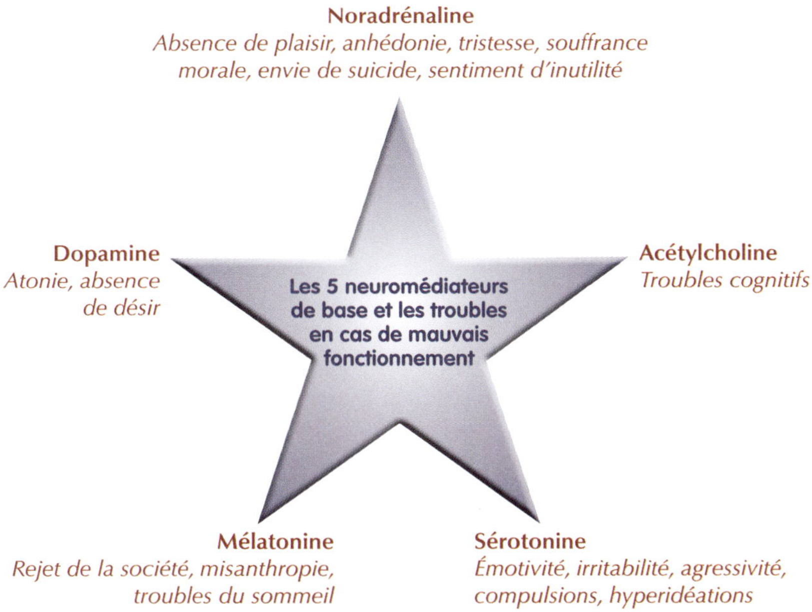
Noradrénaline
Absence de plaisir, anhédonie, tristesse, souffrance morale, envie de suicide, sentiment d'inutilité
Dopamine
Atonie, absence de désir
Les 5 neuromédiateurs de base et les troubles en cas de mauvais fonctionnement
Acétylcholine
Troubles cognitifs
Mélatonine
Rejet de la société, misanthropie, troubles du sommeil
Sérotonine
Émotivité, irritabilité, agressivité, compulsions, hyperidéations

• L'acétylcholine est responsable du bon fonctionnement de la concentration et de la mémorisation. Elle peut être comparée à l'embrayage du véhicule. Quand ce neuromédiateur dysfonctionne, vous n'arrivez plus à vous concentrer, à lire un livre, par exemple. Vous pouvez avoir des pensées en boucle avec des ruminations, source d'anxiété, qui vont vous épuiser. Car ces pensées qui tournent en boucle sont de grandes consommatrices d'énergie pour le cerveau.

• La sérotonine, assure le contrôle émotionnel. Elle peut être comparée au frein, elle régule nos émotions, permet d'apaiser, c'est le neuromédiateur du bien-être en quelque sorte. Quand elle dysfonctionne, vous pouvez être très émotif, à fleur de peau, irritable.

• La mélatonine est le neuromédiateur responsable de notre bon sommeil. Elle peut être comparée à notre capacité à couper le moteur. Quand elle dysfonctionne, il y a une désynchronisation des rythmes, aggravée par des difficultés dans les relations sociales, avec un repli sur soi.

La dépression avérée entraîne une dysfonction de tous les neuromédiateurs, qui perturbe les capacités de régulation de l'organisme (l'homéostasie) en créant souvent d'autres troubles, comme des douleurs ostéo-articulaires, des problèmes digestifs, des maux de tête, une perturbation du système hormonal, des problèmes de poids…

Le yoga peut être précieux pour les personnes souffrant de dépression : en les aidant à retrouver les sensations dans leur corps, à reprendre le contrôle de leur santé et à renouer avec la sensation de plaisir, il relance le fonctionnement des neuromédiateurs.

L'apport du yoga

En redonnant du mouvement au corps, le yoga redonne du mouvement à la vie.

Plusieurs études ont montré l'efficacité du yoga dans la prise en charge de la dépression, mais également dans la prévention des rechutes. En effet, le yoga apporte un réel bien-être aux personnes souffrant de cette maladie, car il contribue à réduire le stress et l'anxiété, à développer la confiance en soi, à retrouver la liberté de vivre dans l'instant présent.

La dépression est une maladie qui touche aussi bien la tête que le corps. Outre les pensées dévalorisantes et les ruminations mentales, elle se traduit par des sensations corporelles douloureuses. La pratique d'un yoga thérapeutique aide à lutter contre ces symptômes car elle permet d'agir autant sur le corps, en développant des sensations positives et agréables, que sur l'esprit et le mental, par l'induction de pensées positives. Le yoga est beaucoup plus qu'un simple exercice physique, il nous aide à mieux nous connaître, à la fois mentalement et corporellement, à explorer les profondeurs de notre être et à retrouver l'harmonie entre l'esprit et le corps.

Une fois que nous avons compris la dépression du point de vue du système nerveux central, avec les neuromédiateurs, nous pouvons mettre en place un programme adapté. En yoga thérapeutique, différents outils sont utilisés : les postures *(asanas)*, les respirations et le travail du souffle *(pranayama)*, les méditations, les relaxations et les visualisations. Le yogathérapeute vous fera remplir un questionnaire afin de mettre en évidence quel neuromédiateur dysfonctionne ; puis, il fera un bilan de votre alimentation et de votre hygiène de vie et pourra vous conseiller des compléments alimentaires visant à rétablir l'équilibre dont votre corps a besoin.

Les postures en fermeture, les méditations et les relaxations renforcent la sécrétion de sérotonine et de mélatonine. Vous aurez alors plus de facilité à gérer l'émotivité, à vous apaiser et à trouver un bon sommeil. Pour cela, j'ai choisi d'intégrer dans ce livre des postures de yin yoga, réalisées au sol, où vous n'aurez aucun effort musculaire à faire, il s'agit plutôt de vous laisser faire, donc de lâcher le contrôle en quelque sorte. Ces postures sont maintenues entre 3 et 5 minutes. Vous trouverez aussi des postures de yoga restauratif[2], tenues 20 minutes, qui, comme l'indique le nom de ce type de yoga, permettent au corps de se restaurer en profondeur.

---

2. Le yoga restauratif est une forme très ancienne de yoga très doux, appelé *vishranta yoga*. Le rythme très lent des postures se cale sur celui de la respiration, l'objectif étant de lâcher prise et de retrouver de la mobilité et de la souplesse.

Les postures debout, qui sont des *asanas* dynamiques et d'ouverture, visent à renforcer la sécrétion de dopamine et de noradrénaline qui, à leur tour, vont rehausser les sensations de plaisir et de joie, ainsi que l'estime de soi. Les méditations et les relaxations, quant à elles, agissent directement sur les pensées en boucle et vous aideront à prendre du recul et à ne pas vous identifier à ces pensées pessimistes.

Nous sommes des individus multidimensionnels, nous ne sommes pas simplement des pensées ou des symptômes mais plutôt le fruit de leur interaction. La pratique du yoga nous aide à retrouver l'harmonie entre nos idées, nos comportements, nos humeurs et notre système corporel. Travailler notre corps pour équilibrer notre être... Nous pouvons ainsi grâce à cette pratique renouer avec la sensation de paix, de sécurité et de joie profonde, *sat chit ananda* comme l'appellent les yogis. Le yoga est un art qui permet de nous transformer en profondeur.

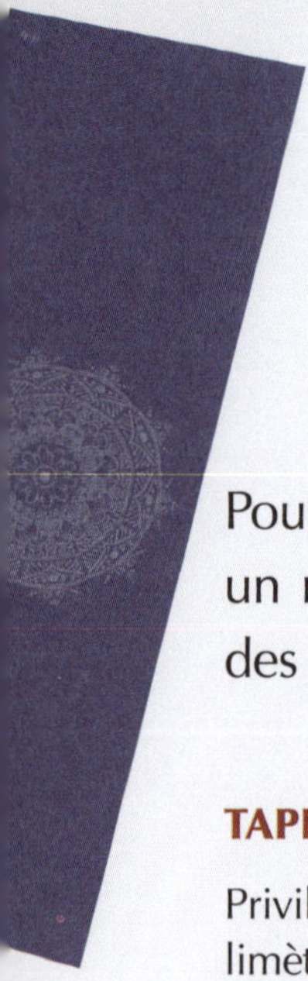

Les accessoires

Pour votre confort et votre sécurité, nous vous recommandons d'utiliser un matériel spécifique au yoga. Vous trouverez ces accessoires sur des sites comme chin-mudra.yoga, yogimag.com ou tayronalife.com.

TAPIS

Privilégiez un tapis de yoga, de 3 à 6 millimètres d'épaisseur, fabriqué en matière naturelle (latex, caoutchouc naturel, jute ou chanvre). Évitez les tapis de camping ou de Pilates en mousse car ils sont trop mous et ne garantissent pas une bonne adhérence pour les pieds et les mains.

BRIQUES

Les briques contribuent à la stabilité des postures et au soutien du corps pourvu qu'elles ne soient pas trop fines. Elles peuvent être en liège, en bois ou en mousse synthétique. Les dimensions des briques présentées ici sont de 23 x 15 x 10 centimètres.

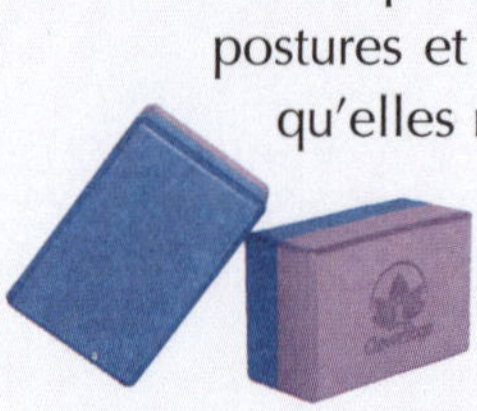

BOLSTER

Cylindrique ou rectangulaire, le coussin *bolster* offre un soutien stable dans les postures où une partie du corps est surélevée. Il en existe de plusieurs tailles. Celui que nous utilisons ici est cylindrique, il mesure 65 centimètres de long et son diamètre est de 21 centimètres.

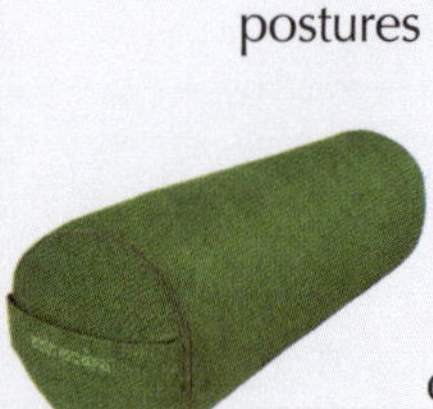

COUVERTURES

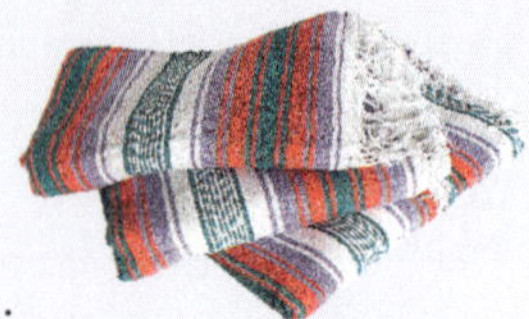

Munissez-vous de deux ou trois couvertures de yoga d'environ 1,30 x 2 mètres. Celles que nous utilisons pour dormir ne sont pas assez fermes pour assurer le soutien nécessaire.

YOGA PADS

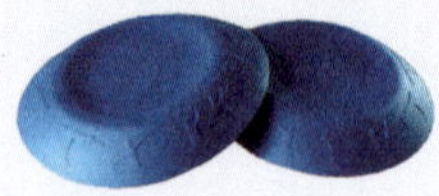

En silicone à haute densité, les *yoga pads,* petits coussins d'environ 3 centimètres d'épaisseur protègent les genoux dans les postures où ceux-ci sont en appui au sol.

CHAISE IYENGAR

Cette chaise, conçue pour favoriser la stabilité des appuis, a été popularisée par un célèbre maître de yoga indien, B.K.S. Iyengar, dont elle porte le nom.

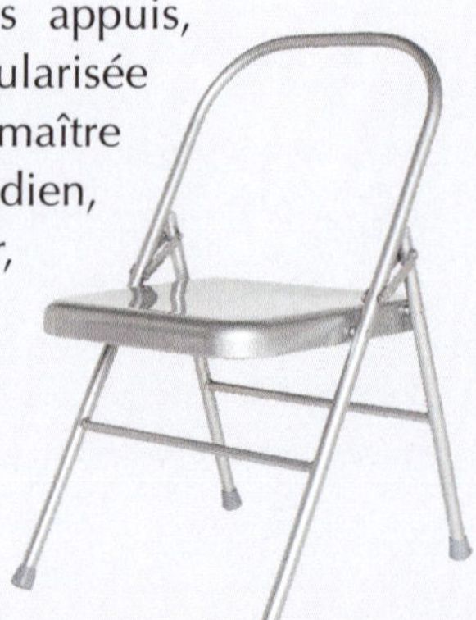

Chasser les idées noires

Cette mini-séquence va vous aider à relâcher le mental et les pensées pessimistes qui tournent en boucle dans votre tête. L'idée, ici, est d'arriver en quelques minutes, grâce à plusieurs postures, à vous reconnecter à votre corps, à votre souffle, à retrouver confiance en vous et à ressentir l'élan vital qui vous anime.

POUR QUI ?

Pour tous

QUAND ?

En cas de dépression, de stress, d'anxiété

BÉNÉFICE PRINCIPAL

Redonne confiance, renforce l'estime de soi, réveille l'élan vital

DURÉE

20 à 25 minutes

ACCESSOIRES

- 1 tapis de yoga
- 1 chaise Iyengar
- 2 briques
- 1 couverture

La mini-séquence est accessible à tous. Elle est réalisable chez vous et même au bureau si vous avez un espace qui vous le permet.

Vous pouvez faire de cette mini-séquence un rituel, un moment de bien-être rien que pour vous, et la répéter quotidiennement afin que cela devienne un réel plaisir.

Pensez toujours à respirer tranquillement et profondément : même si c'est une séance courte, elle doit vous être bénéfique.

Restez à l'écoute de votre ressenti, cultivez la bienveillance et la douceur envers vous-même. La durée des postures est indicative, vous pouvez l'ajuster selon vos besoins et le temps dont vous disposez.

1

La demi-pince (avec accessoires)

4'

Ardha paschimottanasana

Placez une chaise à l'avant de votre tapis, et posez deux briques l'une sur l'autre sur l'assise de la chaise. Placez-vous debout, pieds écartés de la largeur des hanches, devant la chaise à environ 40 centimètres. Sur une inspiration, ancrez bien vos pieds dans le sol et levez vos bras vers le ciel. Sur l'expiration, penchez-vous vers l'avant et posez vos avant-bras de part et d'autre des briques, sur la chaise. Le front se repose sur les briques. Installez-vous dans la posture. Respirez profondément, relâchez bien les épaules, les bras, les avant-bras jusqu'au bout des doigts. Les paumes de mains peuvent être tournées vers le ciel. Si nécessaire ajustez la hauteur des briques afin d'améliorer votre confort dans la posture. Les genoux peuvent être légèrement pliés.

Cette posture permet de relâcher le système nerveux et d'apaiser le mental. La position en fermeture stimule la sécrétion de sérotonine et donc active la sensation de bien-être dans le corps.

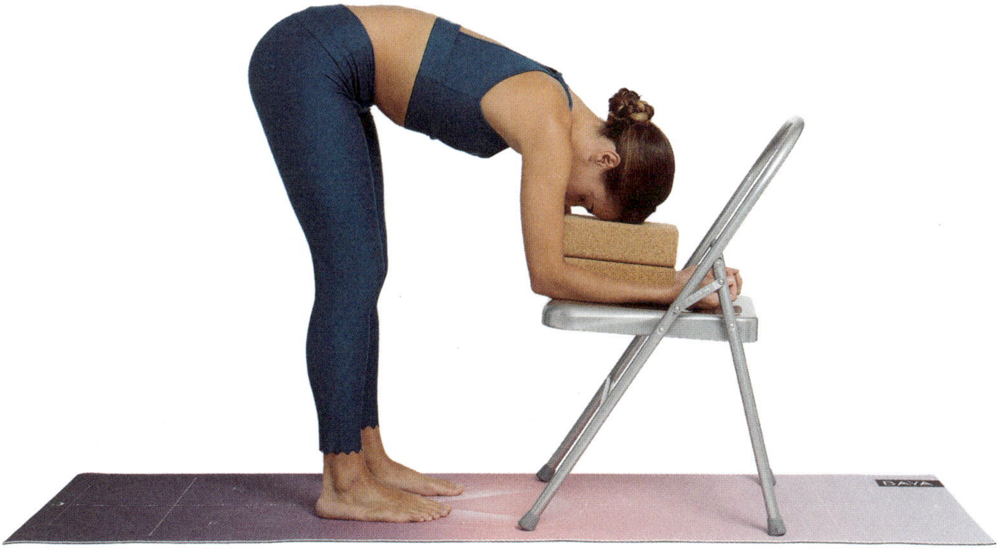

2

La demi-lune (avec chaise)

Ardha chandrasana

5'

Mettez-vous debout, pieds écartés de la largeur des hanches, à environ 30 centimètres de la chaise. Sur une inspiration, levez les bras à la verticale et, sur l'expiration, inclinez le buste vers l'avant afin de poser la main gauche sur la chaise. Placez la main droite au niveau de la hanche droite. Transférez le poids du corps sur le pied gauche et soulevez la jambe droite afin qu'elle soit parallèle au sol. Le pied droit est aligné avec la hanche droite. Contractez les deux jambes. Si nécessaire, pour gagner en stabilité, fléchissez le genou gauche.

Tournez le buste et le bassin vers le ciel et, si c'est confortable pour vous, placez l'avant-bras gauche sur la chaise et tendez le bras droit vers le ciel. Vous pouvez tourner le regard vers la main droite. Allongez la nuque afin que la tête reste bien dans l'alignement de la colonne vertébrale.

Pour sortir de la posture, prenez appui avec la main gauche sur la chaise et, doucement, ramenez la main droite sur l'assise en orientant le buste face à la chaise. Puis, reposez le pied droit au sol, à côté du gauche. Mettez les mains sur les hanches et, sur une inspiration, redressez le buste à la verticale.

Recommencez de l'autre côté quand vous vous sentez prêt(e).

Variante

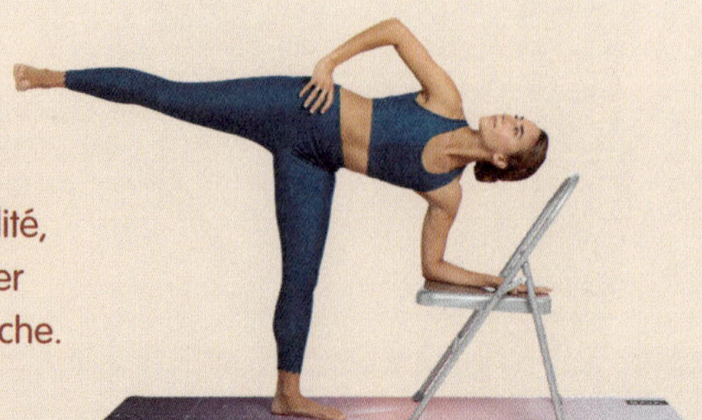

Pour plus de stabilité, vous pouvez garder la main sur la hanche.

La demi-lune,
posture associée
à la lune, renforce
l'ancrage et l'estime
de soi tout en étant
apaisante.

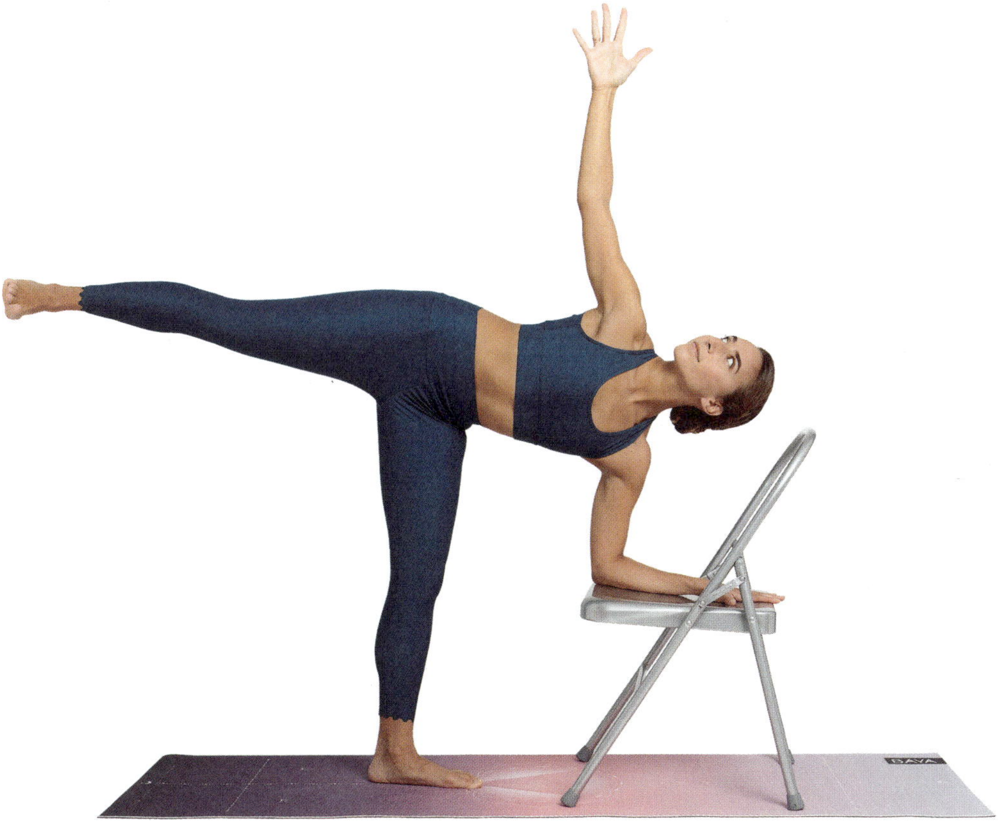

3

Le chien tête en bas (avec chaise)

3'

Adho mukha svanasana

Pour rentrer dans la posture, placez-vous devant la chaise. Posez une brique sur la chaise afin de pouvoir positionner le front dessus pendant la posture. Inspirez et étirez les bras vers le ciel, à l'expiration penchez-vous vers l'avant pour venir poser les mains sur l'assise. Puis reculez les pieds pour entrer dans la posture du chien tête en bas. Si cela est possible posez les avant-bras sur la chaise, paumes de mains à plat, et écartez bien les doigts les uns des autres. Le front se place alors sur la brique au niveau du « troisième œil » afin de relâcher le système nerveux. Vous pouvez fléchir légèrement les genoux si nécessaire.

Ressentez bien l'allongement dans la colonne vertébrale. La tête reste alignée entre les avant-bras. Respirez lentement et profondément.

Cette posture
est excellente pour
relâcher les tensions
dans la colonne
vertébrale et
la nuque.

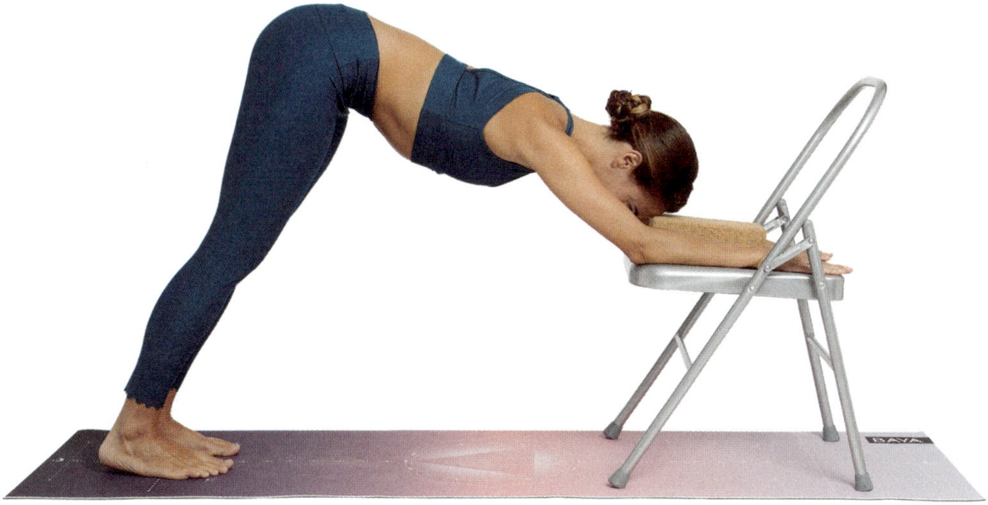

4

Le chameau (avec chaise)

3'

Ustrasana

Pour entrer dans la posture, mettez-vous à genoux devant la chaise, les pieds positionnés entre les pieds avant de la chaise. Les genoux sont écartés de la largeur des hanches.

Sur une inspiration, levez le bras droit et ouvrez l'épaule droite pour aller poser la main droite sur la chaise, à l'arrière ; puis réalisez le même mouvement pour poser la main gauche sur la chaise.

C'est une posture intense d'ouverture. Vous pouvez mettre la tête dans le prolongement de la colonne vertébrale ou garder le menton rentré si vous avez des douleurs au niveau de la colonne cervicale. Respirez profondément dans l'espace du cœur et laissez la cage thoracique se déployer.

Pour sortir de la posture, ramenez une main puis l'autre au niveau des hanches.

Si vous avez mal aux genoux, mettez une couverture ou des *yoga pads* sous vos genoux.

Si vous avez mal aux épaules, placez simplement vos mains de part et d'autre du sacrum.

Cette puissante posture d'ouverture aide à libérer les émotions enfouies. Elle ouvre l'espace du cœur et redonne de la joie.

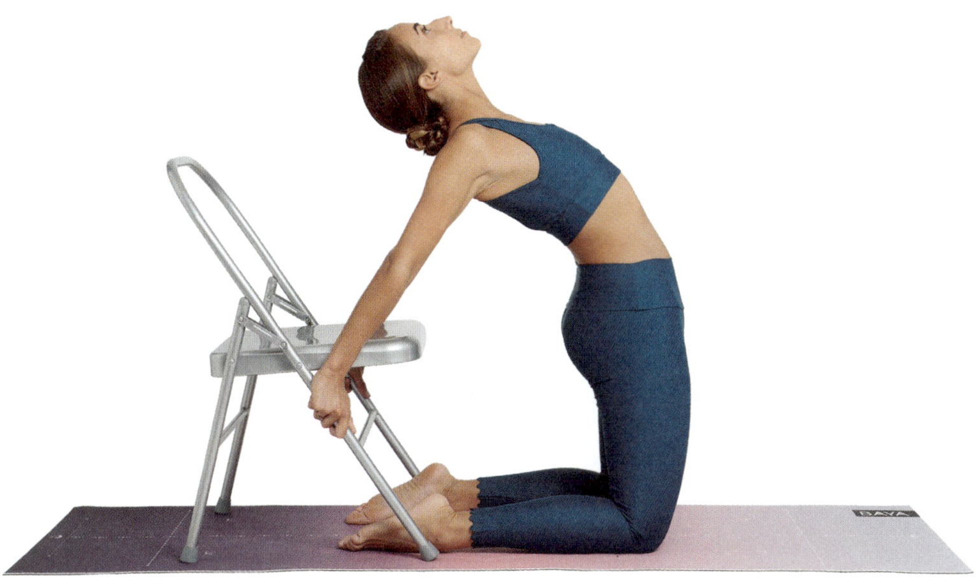

5

L'enfant

Balasana

3'

Depuis la posture précédente, déposez les fesses sur les talons, laissez les genoux s'écarter et étirez les bras loin vers l'avant. Restez dans cette posture en développant la présence à votre souffle.

Pour sortir de la posture, ramenez les mains de part et d'autre des genoux, et déroulez la colonne, vertèbre après vertèbre.

Si vous avez des difficultés à réaliser cette posture à cause d'une douleur aux genoux, alors allongez-vous sur le dos et ramenez les genoux vers la poitrine en dirigeant les genoux vers les aisselles, un genou dans chaque main : c'est une variante de la posture de l'enfant.

Cette posture développe le sentiment de sécurité et de confiance. Elle stimule aussi la sécrétion de sérotonine.

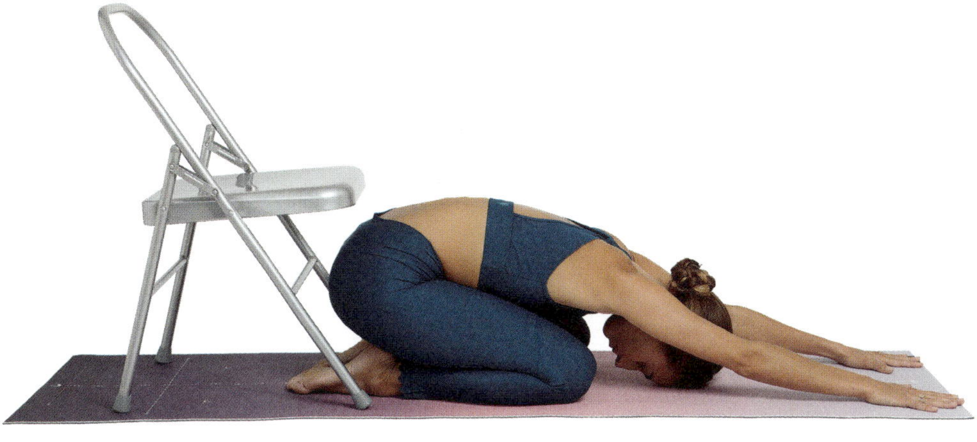

SÉQUENCE A

Faire circuler l'énergie

Lors d'une dépression, vous pouvez ressentir un blocage, un vide – d'où le nom de dépression – assorti à une grande fatigue. Cette séance vous permettra de renouer en douceur avec vos sensations corporelles.

POUR QUI ?

Pour tous

QUAND ?

En cas de grande fatigue, tristesse, dépression et déprime passagère.

BÉNÉFICE PRINCIPAL

Aide à remettre en mouvement l'énergie dans le corps et à se décharger de la fatigue.

DURÉE

1 heure

ACCESSOIRES

- 1 tapis de yoga
- 1 *bolster*
- 2 briques
- 5 couvertures
- 1 coussinet pour les yeux

Quand vous êtes en dépression, il se peut que parfois vous trouviez difficile d'inspirer pleinement et de déployer votre corps dans les postures d'ouverture.

C'est pourquoi dans cette séquence j'ai privilégié des postures au sol qui permettent de remettre le corps en mouvement lentement.

La lenteur dans la pratique vous permettra de faire circuler l'énergie en vous, simplement en vous connectant à votre souffle.

Les postures en flexion sont une invitation au retour à soi, à accueillir ses émotions avec bienveillance.

Cette séquence doit être pratiquée sans effort, vous recherchez le relâchement musculaire et le lâcher-prise.

Précautions et conseils de pratique

- Cette séquence, accessible à tous, ne demande pas d'avoir déjà pratiqué le yoga et ne présente pas de contre-indications. S'il y a une contre-indication particulière liée à une posture, ce sera précisé dans la posture en question.

- Soyez bienveillant avec vous-même et avec votre corps. En yoga, il n'y a aucune compétition ni avec vous-même, ni avec les autres.

- Soyez attentif à ce qui circule dans votre corps, votre souffle, la vibration de votre respiration. Prenez bien conscience du pouvoir de votre souffle. En contrôlant votre respiration, vous avez le pouvoir de modifier vos sensations.

- Soyez curieux, utilisez votre mental comme un sous-marin partant explorer les sensations dans tout le corps.

- Restez dans votre zone de confort. Une posture de yoga doit être stable et confortable. Respectez vos besoins et vos limites. Écoutez-vous.

- Prenez le temps, dans chaque posture, d'accueillir tout ce qui vient à vous, sans rien freiner ; que ce soit des pensées perturbatrices, des émotions ou des sensations physiques, laissez tout cela circuler librement. Après cette séquence, vous pourrez sentir que votre corps s'est rechargé.

- Cette séquence se termine par une posture de yoga restauratif dans laquelle vous pouvez rester jusqu'à 20 minutes. Cette posture demande d'avoir beaucoup d'accessoires, mais ne vous inquiétez pas si vous n'avez pas toutes les couvertures, vous pouvez sans doute trouver ce qu'il faut chez vous et l'adapter.

- Si vous deviez retenir une posture de cette séquence, je vous conseillerais de répéter la posture de yoga restauratif 3 fois par semaine sur au moins 3 semaines afin d'en ressentir tous les bienfaits.

1

La posture d'accueil

3'

Allongez-vous sur votre tapis, pliez les genoux et posez les pieds à plat au sol. Écartez les pieds de la largeur du tapis et laissez les genoux venir l'un contre l'autre.

Dans cette posture, le bas du dos se détend. Les bras sont écartés du corps, les paumes de mains tournées vers le ciel. Placez-vous comme témoin de ce qui se passe en vous. Ne vous identifiez pas à vos sensations, laissez-les circuler en vous.

En yogathérapie, nous utilisons l'échelle des sensations corporelles de 0 à 10 : 0 correspond à l'absence de sensations désagréables et 10 au maximum. Vous pouvez noter ce chiffre dans un coin de votre tête afin de le comparer avec celui que vous noterez à la fin de la séquence.

Cette posture d'accueil vous permet d'évaluer les sensations et les blocages que vous ressentez à cet instant.

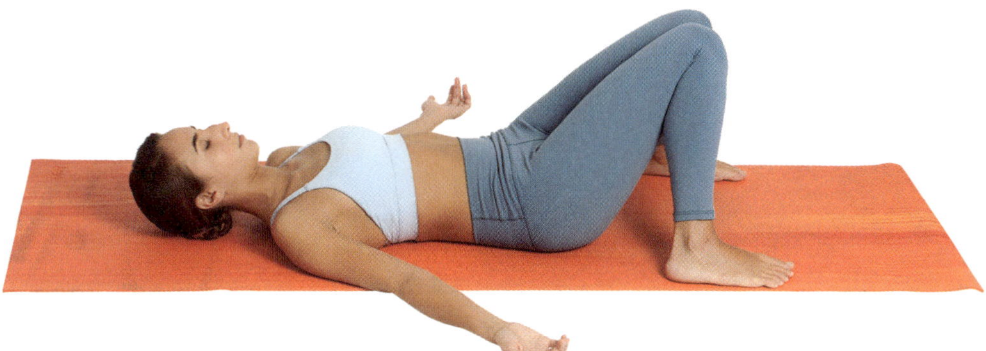

2

La libération des vents

3'

Pavanamuktasana

Allongez-vous sur le dos, bras le long du corps. En inspirant, levez les bras et amenez-les vers l'arrière ; en expirant, ramenez les bras le long du corps. Prenez tout votre temps. Sur l'inspiration suivante, amenez de nouveau les bras vers l'arrière et, sur l'expiration, ramenez-les vers l'avant tout en fléchissant le genou droit vers la poitrine 2a. Attrapez le genou avec les mains.

Sur l'inspiration suivante, portez à nouveau les bras vers l'arrière en allongeant la jambe droite au sol. Expirez en ramenant les bras vers l'avant, tout en fléchissant le genou gauche vers la poitrine. Attrapez le genou gauche avec les deux mains.

Continuez ainsi plusieurs fois de chaque côté. Veillez à bien synchroniser votre souffle avec le mouvement, à allonger le souffle tout en ralentissant le mouvement.

Quand vous aurez fini, ramenez les deux genoux vers la poitrine et attrapez-les avec les mains 2b. Restez dans la posture. Tout en respirant normalement, exercez une légère pression des cuisses contre l'abdomen et, avec vos mains, faites une petite rotation des genoux afin de masser le dos.

2a

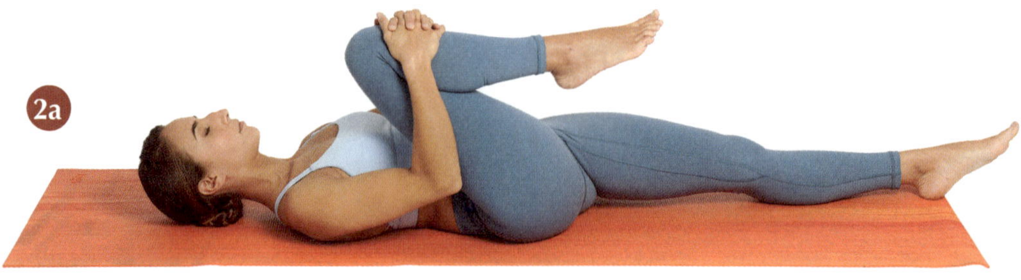

Cette posture
est excellente pour
synchroniser le souffle
avec le mouvement
et retrouver la sensation
de fluidité dans tout
le corps.

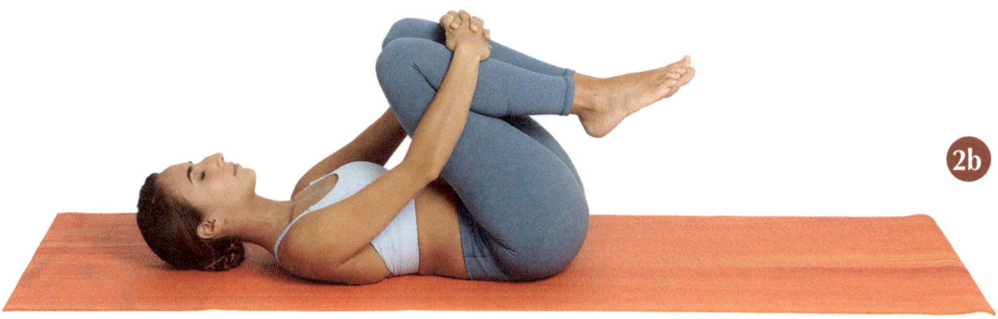

2b

3

Le chat et la vache

Marjariasana bitilasana

3'

Mettez-vous à quatre pattes. Vérifiez que vos hanches sont à l'aplomb des genoux et vos épaules à l'aplomb des poignets. Gardez les bras tendus pendant toute la durée du mouvement.

Sur l'inspiration, creusez le dos et laissez la poitrine, le sternum et le menton aller vers le ciel 3a. Le mouvement part du bassin et se propage progressivement à toute la colonne vertébrale.

Si vous ressentez la moindre gêne au niveau des genoux, n'hésitez pas à placer en dessous des *yoga pads* ou une couverture.

3a

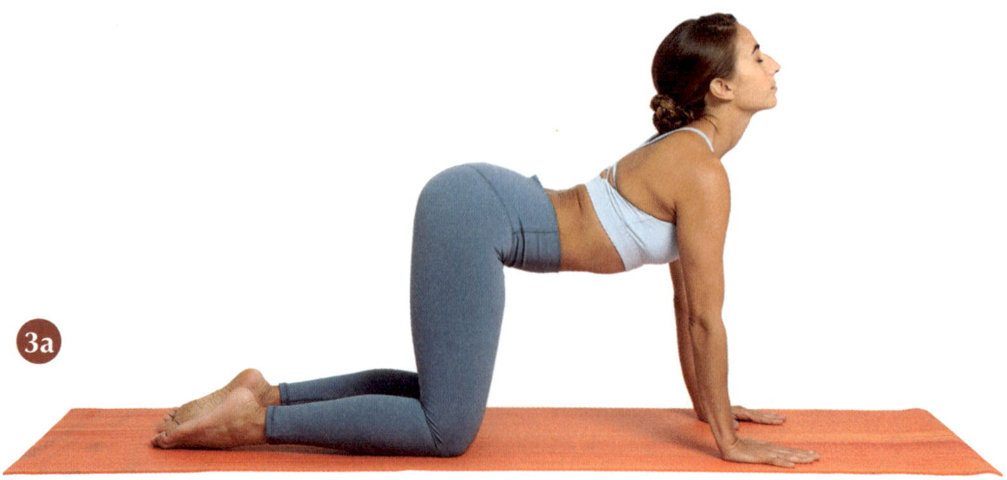

Cette posture redynamise la colonne vertébrale et les organes internes et elle relâche les éventuelles tensions au niveau des lombaires. Simple et efficace pour faire circuler l'énergie, elle prépare le corps aux postures suivantes.

À l'expiration, repoussez le sol loin de vous avec les mains et laissez tout le dos s'arrondir 3b. Le mouvement part toujours du coccyx et se propage jusqu'à la tête qui se relâche vers le sol, nuque détendue. Visualisez un chat qui arrondit le dos.

Continuez ainsi en dynamique, en synchronisant bien le souffle et le mouvement. Répétez 10 à 15 fois ce mouvement d'extension et de flexion de la colonne vertébrale. Sur la dernière expiration laissez les fessiers se poser sur les talons, les bras s'étirant loin vers l'avant.

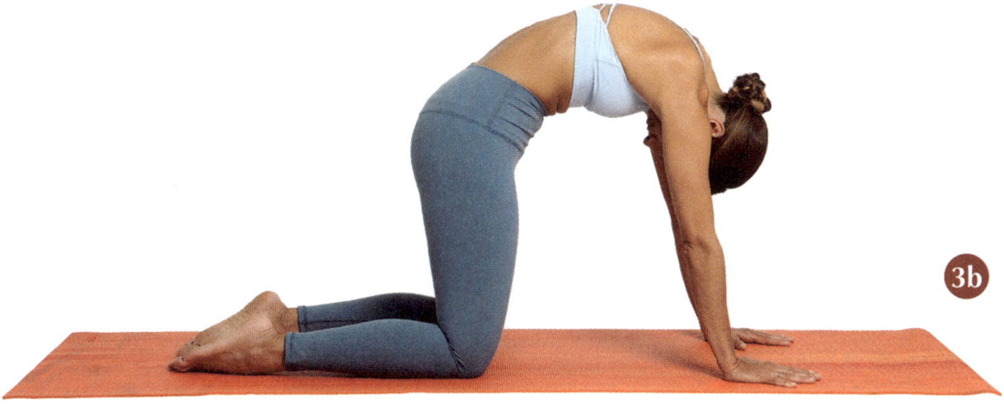

3b

4

L'enfant (avec support)

Balasana

3'

Asseyez-vous sur vos talons, les genoux écartés. Placez le *bolster* dans la longueur, au contact de votre pubis. Puis relâchez le buste sur le *bolster* et tournez la tête d'un côté. Pensez à tourner la tête de l'autre côté en milieu de posture. Les avant-bras sont posés au sol, paumes de mains tournées vers le ciel, dans une posture d'accueil.

Variante

Si vous ressentez une douleur aux genoux, placez une couverture roulée entre le bassin et les mollets. Si la douleur dans les genoux est trop intense, allongez-vous sur le dos et saisissez vos genoux avec les mains.

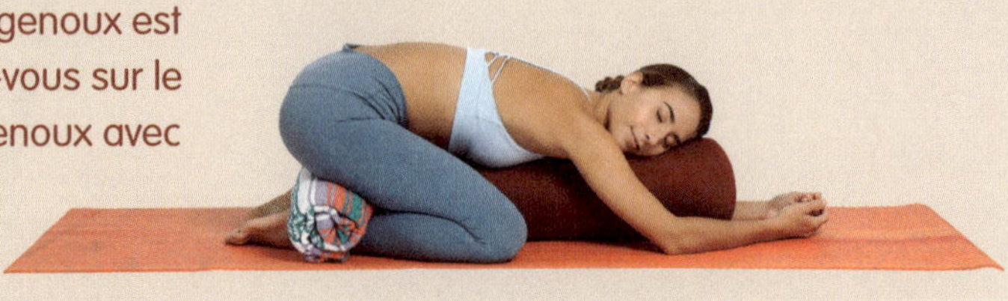

Cette posture stimule la sécrétion de sérotonine et de mélatonine, qui sont responsables de la sensation de bien-être et favorisent le sommeil. Très réconfortante, elle renforce la sensation de sécurité, facilite le contact avec votre enfant intérieur et vous permet d'être à l'écoute de vos besoins.

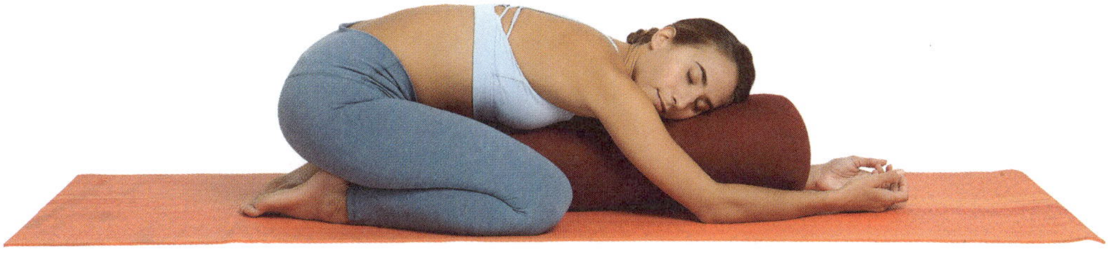

5

Le sphinx

Salamba bhujangasana

2'

Depuis la posture précédente, enlevez le *boster* du tapis et allongez-vous sur le ventre. Faites un coussin avec vos deux mains et posez une joue dessus.

Avant de prendre la posture du sphinx, pliez les jambes (vos talons se dirigent vers le plafond et vos chevilles sont à l'aplomb des genoux) et faites un mouvement d'essuie-glace avec vos jambes : elles basculent d'un côté et de l'autre, afin de masser les quadriceps et de remettre du mouvement dans la zone du bassin. Puis, allongez les jambes au sol.

Ne faites pas le sphinx si vous êtes enceinte.

Ensuite, levez le buste et posez vos avant-bras au sol, les épaules à l'aplomb des coudes. La tête peut se relâcher vers le sol. Ne cherchez pas à contrôler avec la tête, relâchez plutôt la zone des cervicales. Vous pouvez diriger votre attention sur votre ventre afin de déployer le souffle dans cette zone et de libérer le diaphragme.

Cette posture favorise l'extension de la colonne vertébrale et l'ouverture au niveau abdominal.

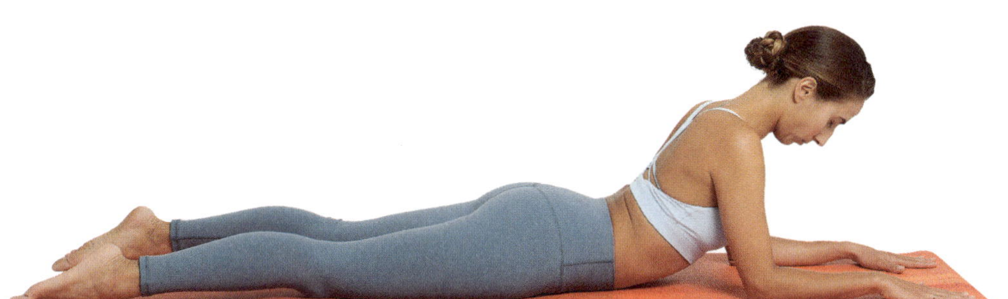

6

Le crocodile

Makarasana (variante)

3'

Depuis la posture précédente, posez le buste au sol et laissez la tête se reposer dans le creux du coude gauche en tournant le visage vers la droite. Faites glisser le genou droit au sol en direction de l'aisselle droite, le bassin ne touche plus le sol et la hanche est en ouverture. Le bras droit s'ouvre sur le côté.

Restez dans cette posture confortable pendant 3 minutes, puis passez à la posture 7 ou refaites la 6 de l'autre côté.

Cette posture stimule l'énergie d'ancrage, de sécurité mais aussi de plaisir, de créativité. Laissez-vous rêver…

Les postures 6 à 8 peuvent s'enchaîner : faites-les du côté droit, puis restez un moment en posture d'accueil (voir p. 26) avant de faire les trois mêmes postures du côté gauche.

La posture du crocodile est ressourçante, on aime s'y glisser comme si on était dans notre lit. Laissez le souffle s'installer dans le bassin, au niveau des hanches. Cela ramène de l'énergie dans vos deux premiers chakras.

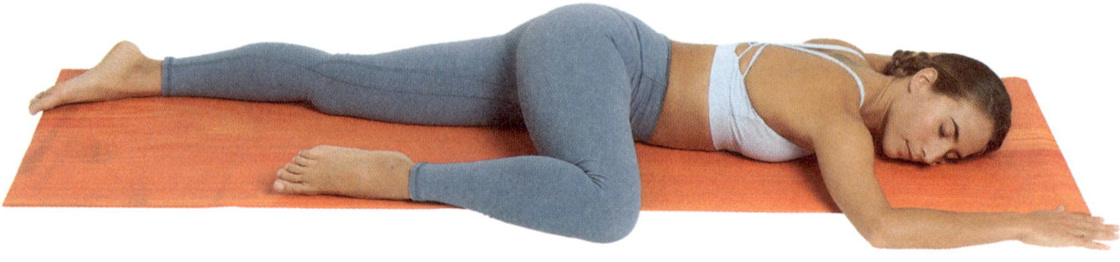

7

Le sphinx crocodile

4'

Depuis la posture du crocodile, venez en appui sur vos avant-bras, les épaules à l'aplomb des coudes. La tête peut être relâchée vers le sol comme dans le sphinx (voir p. 34).

C'est une posture de transition. Vous avez la possibilité de passer dans la posture 8 ou bien de faire l'autre côté.

Cette posture crée de l'ouverture dans le haut du corps et aussi au niveau de la hanche.

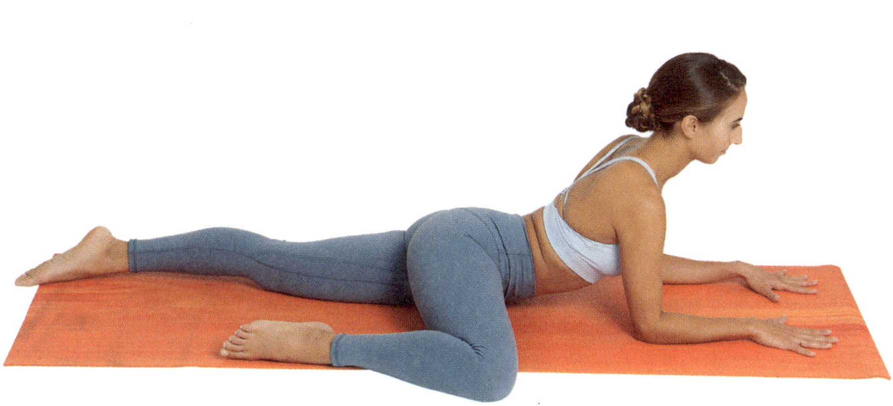

8

La torsion au sol

Jathara parivartanasana

6'

Depuis la posture du sphinx en crocodile, si c'est le genou droit qui est à hauteur de hanche, passez le bras gauche sous le bras droit et laissez-vous pivoter pour vous mettre sur le dos, jambes allongées.

Sur une inspiration, pliez les jambes et rapprochez les genoux du ventre, en écartant les bras latéralement. Sur l'expiration, laissez descendre les genoux vers la gauche. La tête se tourne du côté opposé aux genoux 8a.

Au niveau énergétique, vous stimulez le chakra du plexus solaire, qui va vous aider à retrouver la sensation de confiance et à prendre votre place.

8a

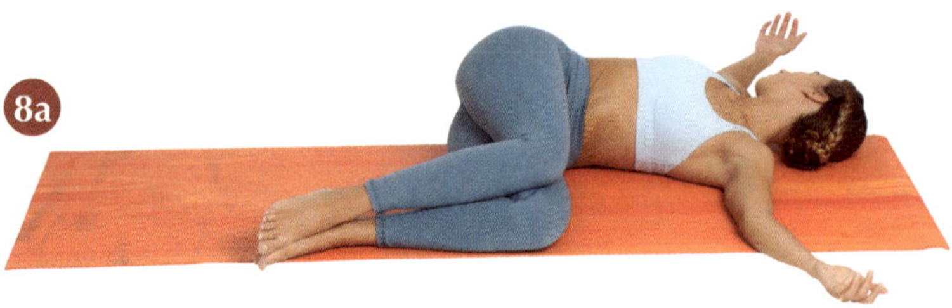

Variante

Si vous ressentez le besoin d'ajuster la hauteur des genoux pour trouver plus de confort dans la posture, placez une brique ou une couverture sous les genoux.

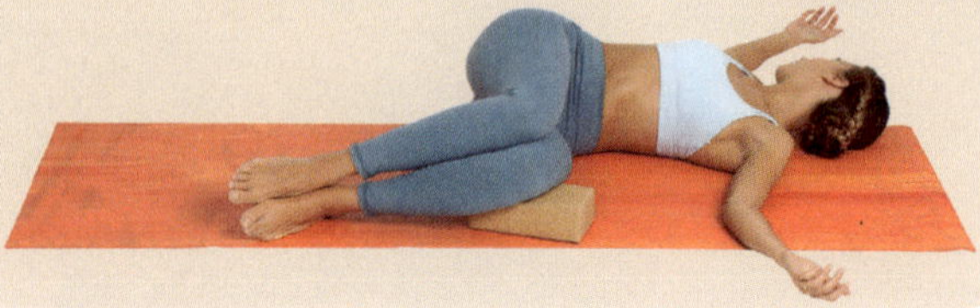

Les postures en torsion sont des postures intenses qui viennent stimuler le système digestif et drainer les toxines. Cette posture stimule la sécrétion de dopamine et de noradrénaline.

Si vous êtes assez souple, vous pouvez expérimenter une posture plus avancée qui est celle du chat qui attrape sa queue : la main gauche se positionne sur le genou droit et la main droite vient chercher la cheville gauche 8b.

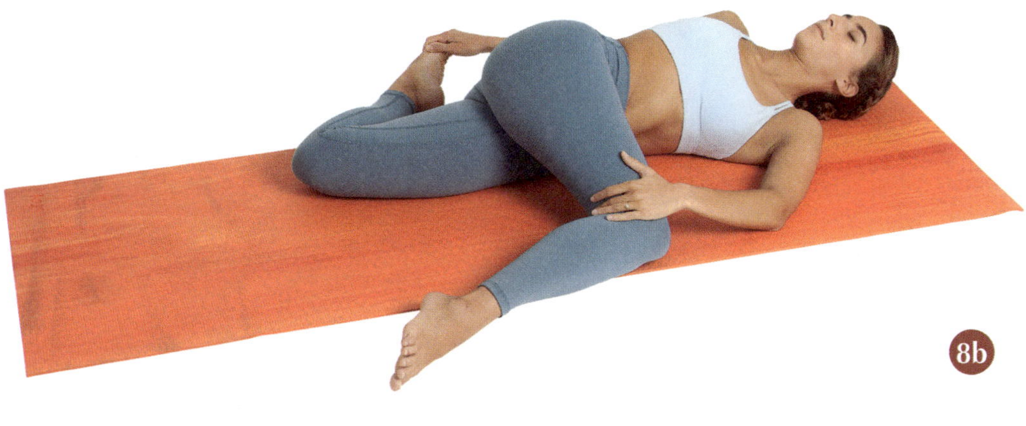

8b

9

La pince
Paschimottanasana

4'

Asseyez-vous sur votre tapis et allongez les jambes devant vous. Tout en gardant l'allongement dans la colonne vertébrale, sur une expiration, laissez-vous glisser vers l'avant sans chercher à forcer et à aller plus loin.

Les bras se posent de part et d'autre de vos jambes, les paumes de mains sont tournées vers le ciel.

Pour sortir de la posture, déroulez doucement le dos, vertèbre après vertèbre, puis allongez-vous sur le dos pour recueillir tous les bienfaits de cette posture.

Variantes

Vous pouvez placer un *bolster* ou un coussin pour poser le front dessus.

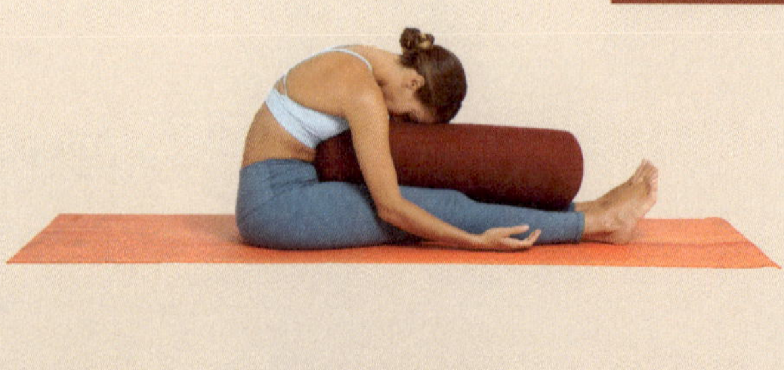

Vous pouvez glisser un *bolster* ou une couverture roulée sous les genoux pour les placer en légère flexion et faciliter la posture.

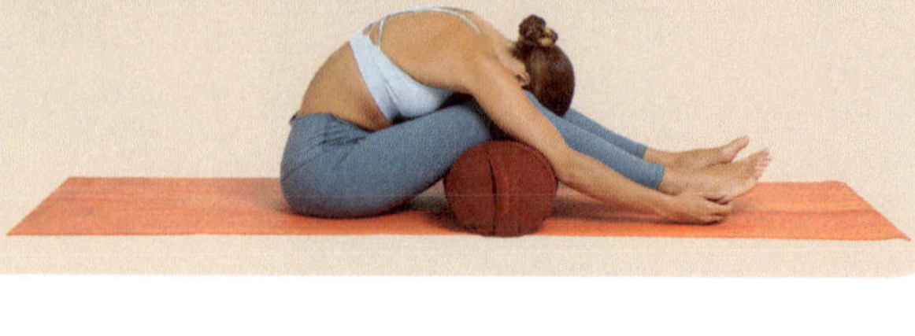

La pince est
la reine des postures
pour stimuler la sécrétion de
sérotonine et le système nerveux
parasympathique. Elle étire toute la
chaîne postérieure, favorisant ainsi
l'oxygénation des muscles du dos,
des glandes surrénales et de
l'arrière des jambes.

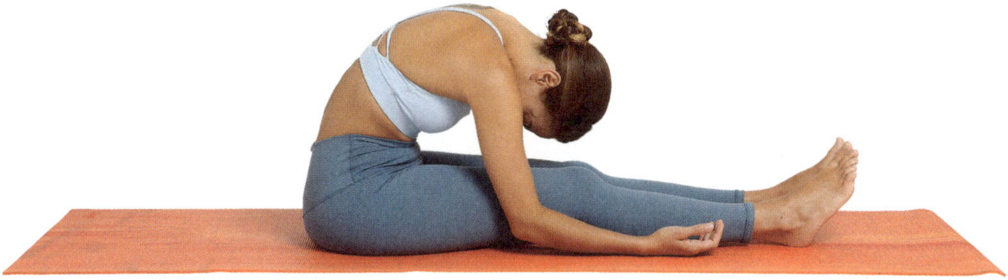

10

4'

Le cordonnier allongé

Supta baddha konasana

Cette posture stimule les organes de l'abdomen, les reins, la vessie, les ovaires, la prostate. Elle calme le système nerveux et réduit les tensions liées au stress.

Allongé sur le dos, pliez les jambes et placez les pieds plante contre plante, puis laissez tomber les genoux vers l'extérieur. Les bras se placent le long du corps.

Focalisez votre attention sur votre souffle et ventilez l'espace de l'abdomen, de la cage thoracique jusqu'aux clavicules. Vous devez sentir que le souffle peut vous traverser et habiter la totalité de votre corps. Votre corps respire, votre mental s'apaise.

Vous pouvez sourire, indiquant ainsi au cerveau que vous vous sentez bien. La sensation de plaisir renaît et s'installe dans le corps.

Pour sortir de la posture, placez vos mains sous les cuisses et ramenez lentement vos jambes l'une contre l'autre.

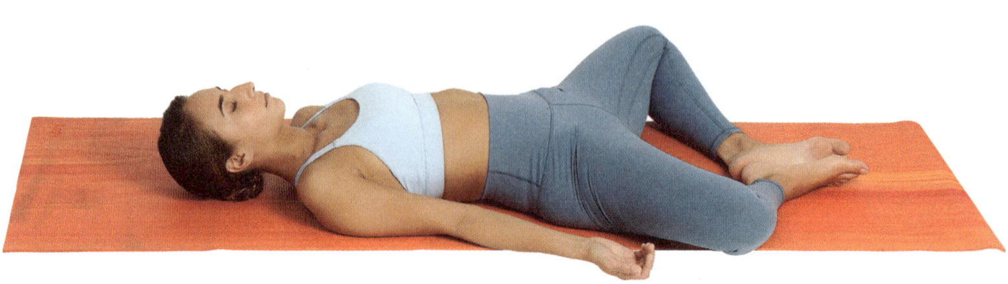

11

20'

La détente profonde

Savasana

Cette posture de yoga restauratif est très importante en cas de dépression. Le corps se régénère, le mental se nettoie.

Avant de vous allonger, disposez les accessoires comme sur la photo : une couverture roulée à chaque extrémité du tapis (pour la tête et les chevilles), le *bolster* (pour l'arrière des genoux et les mollets) et les briques (pour les poignets). Si vous en avez, prévoyez trois autres couvertures pour recouvrir vos mains et tout votre corps, ce sera encore plus confortable.

Cette posture, tenue 20 minutes, vous invite à ralentir, à vous laisser être plutôt que de faire quelque chose : le corps se sent soutenu, enveloppé ; ainsi, le mental s'apaise et la fatigue se décharge.

Allongez-vous en faisant reposer chaque partie du corps sur l'accessoire dédié. Les poignets sont à plat sur les briques, paumes tournées vers le ciel. Placez un coussinet sur vos yeux. Si nécessaire, couvrez-vous.

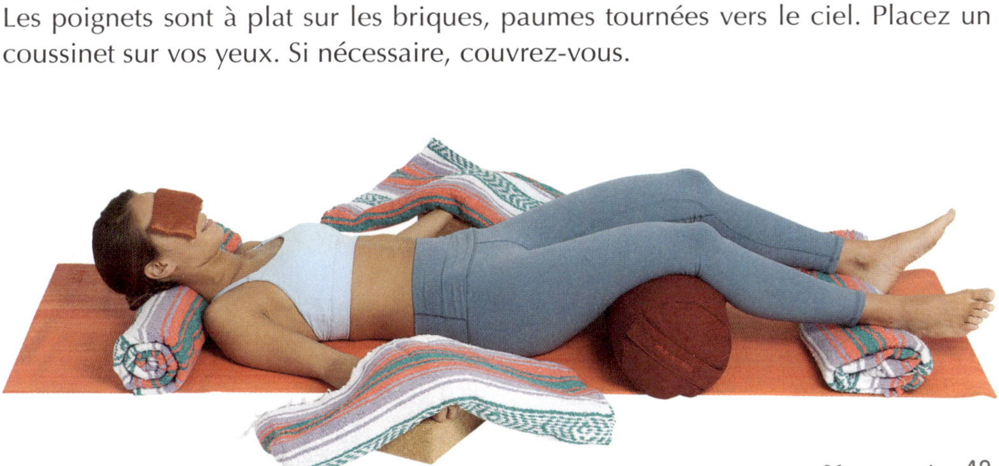

Enchaîner les postures de la séquence A

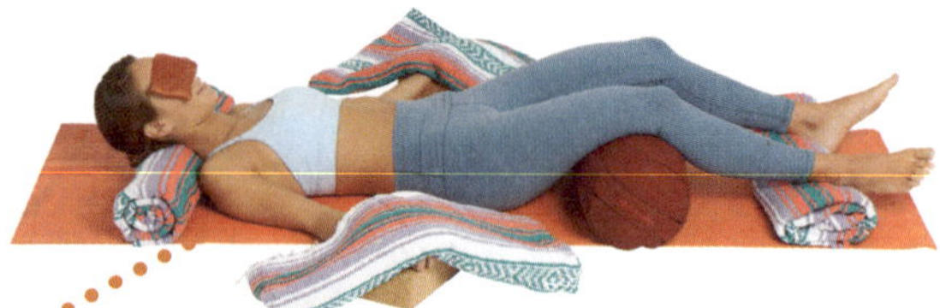

11 LA DÉTENTE PROFONDE

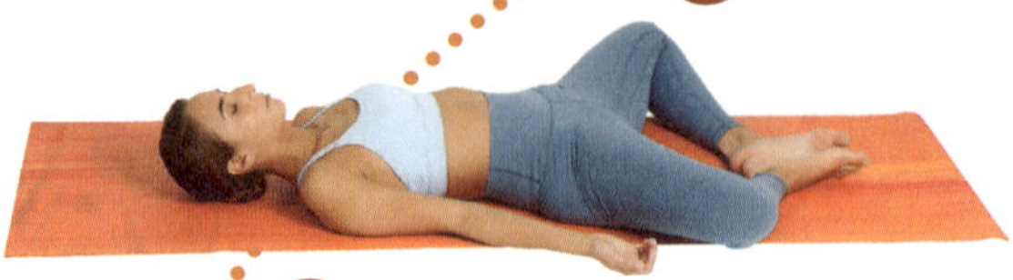

10 LE CORDONNIER ALLONGÉ

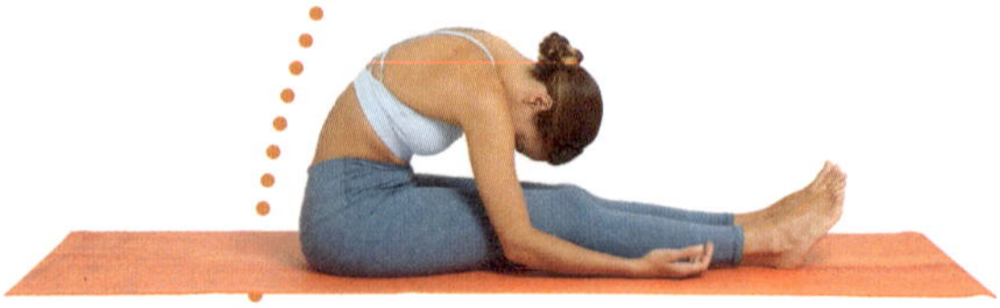

9 LA PINCE

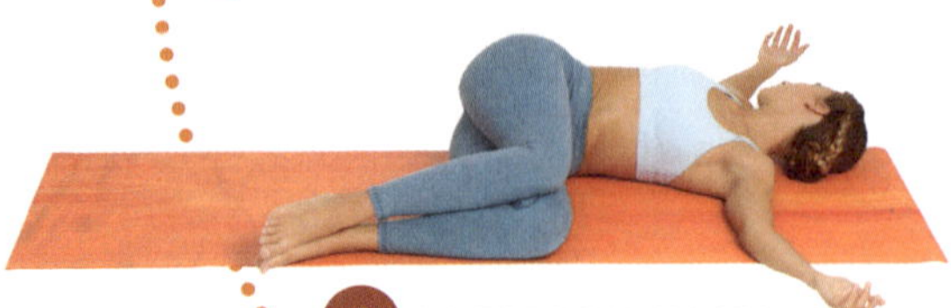

8 LA TORSION AU SOL

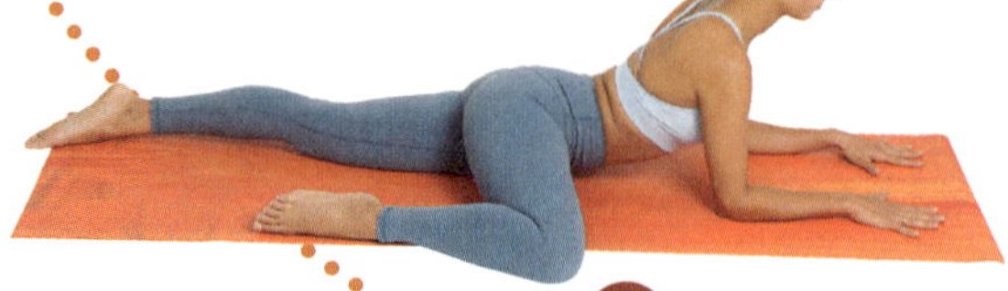

7 LE SPHINX CROCODILE

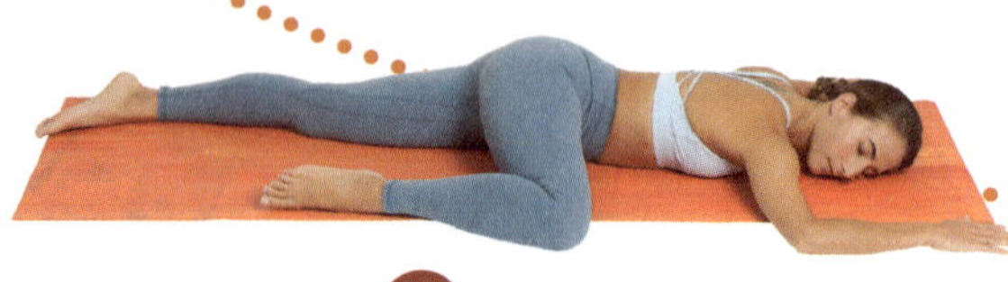

6 LE CROCODILE

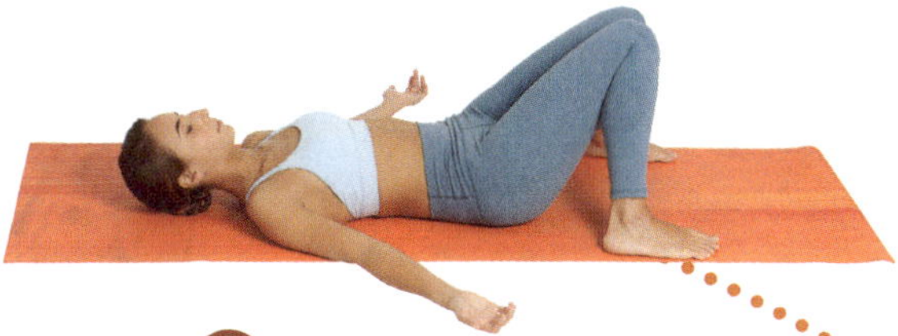

1 LA POSTURE D'ACCUEIL

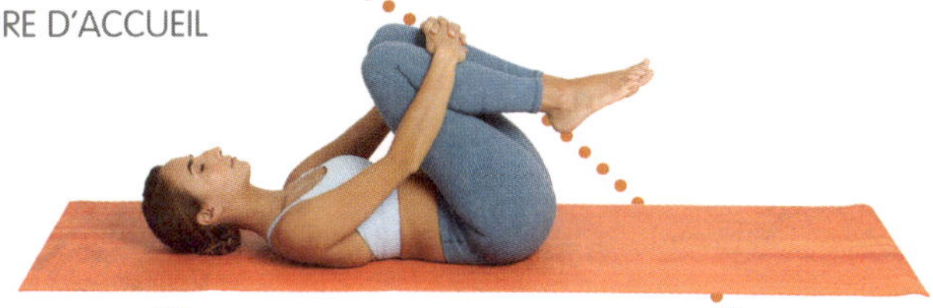

2 LA LIBÉRATION DES VENTS

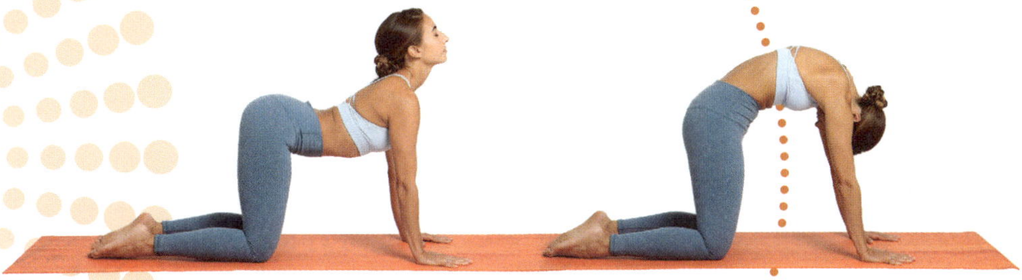

3 LE CHAT ET LA VACHE

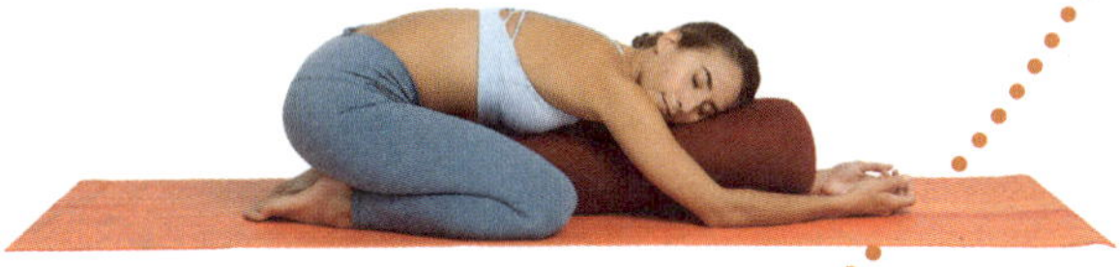

4 L'ENFANT AVEC SUPPORT

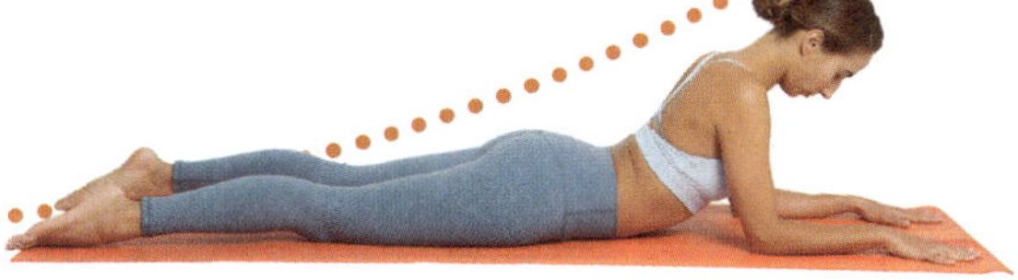

5 LE SPHINX

La méditation sur la joie

Installez-vous confortablement. Vous pouvez être au sol, en posture de méditation, ou vous asseoir sur une chaise ou même vous allonger, si vous préférez.

Prenez conscience de l'air qui entre par vos narines et qui en sort. Installez un état de détente et de bien-être dans cet espace de méditation que vous vous offrez. Laissez les tensions, les crispations, les sensations de fatigue, de vide, de tristesse s'évacuer encore plus sur chaque expiration.

Prenez du recul par rapport à vos pensées, et plongez délicatement votre conscience dans l'espace du cœur.

[Silence de 30 secondes]

Maintenant, vous allez repenser à une situation dans votre vie où vous étiez vraiment heureux, joyeux, fier de vous. Vous pensez par exemple à une réussite particulière, à la première fois que vous êtes tombé amoureux, à une relation ou à un événement qui vous procure beaucoup de joie. Prenez votre temps pour visualiser la situation. Vous pouvez alors ressentir l'énergie dans votre corps. Vous vous sentez fort, joyeux, heureux. Respirez profondément et laissez un sourire se dessiner sur le visage et se propager à chacune de vos cellules.

[Silence de 30 secondes]

Observez alors cette énergie de joie profonde qui circule dans votre corps. L'ouverture de la poitrine, les battements du cœur… Tout votre corps est baigné par cette énergie de joie, de lumière, une sensation de liberté, de légèreté. Chaque cellule de votre corps respire et exprime la joie de vivre.

La méditation dure environ 10 minutes (cela peut être plus ou moins selon le temps dont vous disposez). Afin de pouvoir bénéficier pleinement des bienfaits de cette pratique, demandez à quelqu'un de vous la lire lentement, en respectant les temps de silence, ou écoutez l'enregistrement proposé avec ce livre.

Pour télécharger cet enregistrement, rendez-vous sur :
www.esprityoga.fr/podcasts/yoga-sante

[Silence de 30 secondes]

Laissez-vous le temps de goûter à cette sensation de vie, de joie. Vous êtes en sécurité et vous rayonnez la joie tout autour de vous. Soyez confiant, vous pouvez ressentir la joie et l'énergie de vie qui circule en vous. Respirez profondément et, sur une longue expiration, éliminez les dernières tensions. Sur l'inspiration suivante, laissez la joie s'installer dans l'espace du cœur, telle une précieuse graine dorée dont vous allez prendre soin.

[Silence de 30 secondes]

Ramenez votre attention à l'entrée des narines afin de redonner de la vigueur à votre souffle. Vous pouvez amener les mains au niveau du cœur, en prière, et incliner la tête vers vos mains en signe de gratitude envers votre corps, envers toutes ses ressources, toute cette énergie vitale qui est présente.

Puis, à votre rythme, vous pouvez quitter cette méditation, revenir aux sensations corporelles et ouvrir les yeux quand ce sera le moment pour vous.

L'hygiène de vie, la meilleure prévention pour la dépression

Nous n'en avons pas toujours conscience, mais l'hygiène de vie a un impact sur notre état psychique et donc sur la dépression. Le carburant que nous mettons dans notre corps et le rythme que nous nous imposons sont des facteurs essentiels.

ÉQUILIBREZ VOTRE ASSIETTE ET VOTRE ALIMENTATION

Prendre soin de son assiette, c'est prendre soin de son corps et de son cerveau. Carences et excès alimentaires perturbent leur fonctionnement. Bien sûr, les substances toxiques (alcool, tabac…), qui ont un effet dépressogène, sont à proscrire.

Les symptômes de la dépression correspondent à une mauvaise sécrétion des cinq neuromédiateurs principaux qui assurent la communication entre les neurones et sont responsables de plusieurs fonctions : l'envie, le plaisir, la mémoire, le contrôle émotionnel et la faculté à savoir s'arrêter et à trouver le sommeil (voir p. 8). Il faut donc avoir une alimentation variée et équilibrée[3] pour fournir au cerveau les ingrédients nécessaires à la fabrication de ces neuromédiateurs :
– protéines (privilégiez les protéines végétales) ;
– oligo-éléments (calcium, fer, cuivre, magnésium, notamment) ;
– vitamines des groupes B, C et D ;
– oméga-3 (prenez de bonnes huiles, évitez les graisses saturées et les sucres raffinés).

RESPECTEZ VOS RYTHMES

Les troubles du sommeil peuvent être un des symptômes de la dépression. Le sommeil est alors peu profond, très court, peu réparateur et le réveil est précoce (il est impossible de se rendormir), d'où une grande souffrance morale. On note des cas d'hypersomnie, on parle alors de sommeil refuge, comme si celui-ci correspondait à un besoin de fuir. Mais ce trop-plein de sommeil est insatisfaisant et plutôt abrutissant.

Un sommeil de mauvaise qualité ou insuffisant peut affecter certaines parties du cerveau, y compris le cortex préfrontal, qui est en charge du raisonnement et de la prise de décision. Il peut avoir un impact sur l'amygdale, la zone du cerveau émotionnel responsable de la réponse à la peur, ce qui déclenche une augmentation du niveau de cortisol, l'hormone du stress, et accroît l'anxiété et les troubles de l'humeur.

---

3. Pour affiner vos besoins, faites un bilan micronutrionnel chez un spécialiste.

Un sommeil de bonne qualité a un effet puissant sur le corps et l'esprit : la nuit conditionne le jour et réciproquement. En complément d'un traitement médical adapté, la première chose à faire est de respecter vos rythmes en vous couchant à des heures régulières. Le soir, évitez tous les écrans et préférez plutôt un rituel relaxant, profitez des méditations ou des exercices de relaxation avant d'aller au lit. Réveillez-vous de bonne heure et à un horaire régulier. Vous pouvez en hiver utiliser les lampes de luminothérapie pour favoriser votre réveil.

CULTIVEZ LE MOUVEMENT ET LA RELATION AUX AUTRES

La pratique du yoga aide à comprendre que tout passe par le corps : vos émotions, vos sensations, votre souffle. L'esprit influence le corps et vice versa. Grâce au yoga, vous devenez plus présent à ce qui vous anime, vous apprenez à vous connaître et à mieux gérer vos émotions, à cultiver un corps et un esprit sereins.

L'activité physique libère des endorphines, les hormones du plaisir. Les postures d'équilibre stimulent vos capacités de concentration et de mémorisation. Celles en fermeture vous aident à développer l'écoute intérieure. À l'inverse, les postures d'ouverture, qui ouvrent progressivement l'espace du cœur, favorisent l'ouverture aux autres. D'autres postures, tel le guerrier (voir p. 60), stimulent notre détermination.

Le mouvement est indispensable à une bonne santé physique et mentale. Pensez à vous aérer, à marcher en pleine nature ; les arbres et les fleurs sont de grands guérisseurs si on apprend à les contempler et à les écouter. Développez votre capacité d'émerveillement et entourez-vous afin de cultiver la joie.

MÉDITEZ POUR RÉVEILLER VOTRE CRÉATIVITÉ

La méditation vous permettra d'apaiser votre mental, le vagabondage de l'esprit et les pensées pessimistes en boucle. Elle vous ouvrira les portes pour devenir plus créatif. En vous connectant à l'espace du cœur, vous serez plus à l'écoute de votre enfant intérieur et de vos besoins. Vous développerez la bienveillance envers vous-même. Les méditations de ce livre vous seront utiles pour reconnecter votre élan vital. Trouvez un temps, un espace pour votre méditation afin que cela devienne un rituel quotidien. La méditation a un réel impact sur la neuroplasticité c'est-à-dire la faculté de notre cerveau à établir de nouvelles connexions et à se réparer.

La respiration solaire

La respiration solaire, *surya bedhana* (de *surya*, le soleil en sanskrit, et *bedhana,* percer, passer à travers) est un *pranayama* (*prana* désigne l'énergie vitale, le souffle, et *ayama* signifie maîtriser) particulièrement puissant, qui agit à travers le canal d'énergie relié au soleil. Elle contribue à réguler le stress en revigorant le système nerveux et, de plus, elle est excellente pour le système digestif.

En yoga, le corps humain est traversé par des *nadi,* qui sont des canaux d'énergie. Il y en a deux principaux : *Ida* et *Pingala*. *Pingala* prend naissance à la base de notre colonne vertébrale, à droite. Il s'enroule autour de la colonne et monte jusque dans la narine droite. Selon les représentations des anciens yogis, ce canal d'énergie solaire est relié au pôle masculin et à l'élément du feu. Lorsque l'on pratique *surya bhedana,* chaque inspiration se fait donc par la narine droite. De l'autre côté de la colonne, en partant de la gauche, se trouve le canal d'énergie relié au côté féminin, lunaire, appelé *Ida,* qui s'enroule jusqu'à la narine gauche. Dans *surya bhedana,* c'est toujours par la narine gauche que l'on relâche le souffle.

Assis en tailleur ou sur une chaise, posez la main gauche sur le genou gauche, paume vers le ciel, pouce et majeur joints. Avec la main droite, faites une sorte de pince en repliant l'index et le majeur à l'intérieur de la main. Fermez la narine gauche avec l'annulaire et l'auriculaire droits. Gardez le dos bien droit. Inspirez lentement et profondément par la narine droite, puis fermez la narine droite avec le pouce et retenez le souffle pendant 3 à 5 secondes.

Libérez la narine gauche pour expirer longuement tout en gardant fermée la narine droite. Recommencez un autre cycle en inspirant par la narine droite, narine gauche fermée, retenez votre respiration 3 à 5 secondes, puis relâchez le souffle par la narine gauche. Continuez sur ce rythme entre 3 et 10 minutes. Le souffle entre toujours par la narine droite et sort par la gauche.

Posez votre main droite sur le genou droit, paume vers le ciel, pouce et majeur joints. Sentez l'air qui arrive dans la narine droite en visualisant, sur chaque inspiration, une belle lumière dorée comme le soleil, puis relâchez le souffle par la narine gauche en visualisant une lumière blanche comme la lune. Observez l'état de sérénité qui s'installe de plus en plus en vous.

Renforcer la sensation de ressourcement et de protection

Cet exercice très simple vous permettra de prendre du recul et de renforcer la sensation de ressourcement. Installez-vous le plus confortablement possible. Vous pouvez vous asseoir sur une chaise ou au sol avec un coussin sous les fesses.

Inspirez et étirez-vous, redressez le thorax et, si vous sentez que cela est possible, vous pouvez étirer les bras au-dessus de la tête (a). Expirez en vous penchant vers l'avant : si vous êtes assis sur un coussin posé par terre, posez les bras au sol ; si vous êtes assis sur une chaise, relâchez les bras entre vos jambes ou posez les coudes sur les genoux (b).

Relâchez bien la tête et la base du crâne, les mâchoires, la langue, les épaules et tous les muscles autour des yeux. Invitez les sensations de détente et de lâcher-prise. Laissez tout l'arrière du corps s'étirer en douceur.

Dynamisez le souffle dans cette posture et offrez de l'espace à l'arrière des poumons et à l'arrière du cœur. Recherchez le plus possible la sensation de confort et n'hésitez pas à ajuster la posture afin de pouvoir la tenir pendant plusieurs respirations. Laissez la tête se relâcher de plus en plus et observez l'afflux de sang dans le visage.

Votre corps, votre esprit se ressourcent et vous développez une sensation de protection. Cette posture enroulée est très réconfortante, apaisante, sécurisante. Vous êtes parfaitement bien. Prenez le temps de vous ressourcer pleinement dans cet espace qui est le vôtre.

Pour sortir de la posture, inspirez et redressez-vous lentement. Donnez-vous le temps d'accueillir vos sensations.

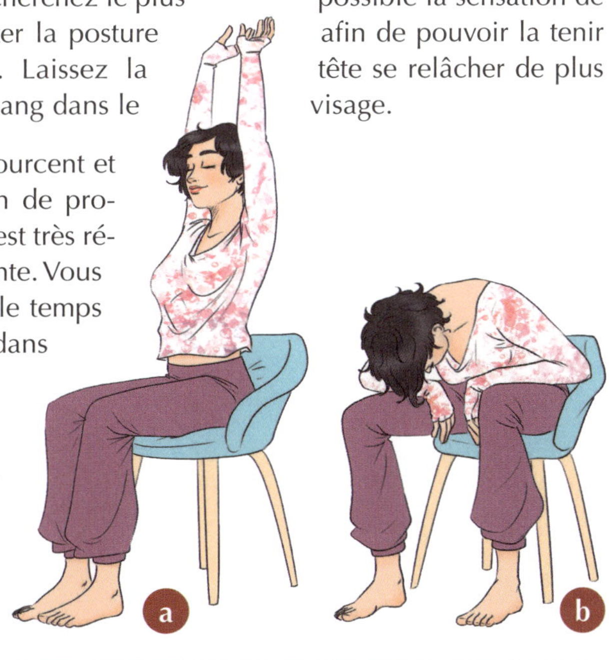

Renouer avec la sensation de plaisir

Cette séquence, plus dynamique que la précédente, vous aidera à reprendre confiance en vous, à retrouver du plaisir dans le mouvement – et donc l'élan vital dont vous avez besoin. En mettant le corps en mouvement, vous refaites circuler l'énergie. L'activité physique est une fonction essentielle pour notre bonne santé, aussi bien physique que mentale.

POUR QUI ?

Pour tous

QUAND ?

Au moins deux fois par semaine

BÉNÉFICE PRINCIPAL

Libère les forces de guérison

DURÉE

45 à 60 minutes

ACCESSOIRES

- 1 tapis de yoga
- 2 briques
- 3 couvertures
- 1 *bolster*
- 1 coussinet pour les yeux

En mobilisant le corps, le yoga redonne du mouvement à la vie et permet à l'organisme de retrouver son homéostasie, c'est-à-dire son équilibre physiologique.

Dans la dépression, il y a un vide d'énergie, le corps se replie sur lui-même. Notre diaphragme est comme crispé et une hypoventilation s'installe. Il est donc essentiel d'intégrer des postures d'ouverture pour lever les blocages et favoriser ainsi la circulation de l'énergie.

Lors de la séquence B, vous devriez éprouver une sensation de chaleur et d'ouverture dans le cœur et dans toute la poitrine.

Précautions et conseils de pratique

- Pratiquez à votre rythme et prenez le temps de vous connecter à votre souffle, c'est le plus important.

- Pensez à respirer par les narines (et non par la bouche) pour garder le contrôle sur l'air qui entre et qui sort.

- Suivant l'énergie et le temps dont vous disposez, vous pouvez faire quelques postures de la séquence ; puis, choisir une posture que vous répéterez tous les jours.

- Votre corps dispose d'incroyables ressources, il suffit de lui prêter attention. Faites-lui confiance et faites-vous confiance.

- Respectez toujours le principe de la non-douleur, et veillez à ce que toutes les postures soient confortables. Si une position vous semble inconfortable ou entraîne une douleur, arrêtez-la et respirez calmement, en posture de relaxation.

- En cas de doute, n'hésitez pas à demander conseil à votre médecin et à un yogathérapeute qui vous permettra d'ajuster la séquence à vos besoins.

1

La montagne

Tadasana

2'

Mettez-vous debout sur votre tapis, pieds écartés de la largeur des hanches. Veillez à bien ancrer les pieds au sol. Les bras sont le long du corps, les paumes de mains tournées vers l'avant pour créer de l'ouverture 1a.

Portez tout d'abord l'attention sur votre souffle. Fermez les yeux et visualisez un arbre avec ses racines millénaires qui partent de vos pieds. Le poids de votre corps est bien réparti entre vos deux pieds. Relâchez les épaules vers le sol et étirez le sommet du crâne vers le ciel. Laissez s'installer les sensations d'ancrage, de force, de confiance en vous.

Maintenant, vous pouvez ouvrir vos yeux et dynamiser la posture. À chaque inspiration, étirez les bras vers le ciel et montez sur la pointe des pieds 1b. À chaque expiration, lentement, baissez les bras sur les côtés et reposez les talons au sol.

Répétez cette synchronisation du souffle et du mouvement environ 10 fois.

Cette posture d'ancrage calme le mental et développe l'attention. Elle stimule la noradrénaline et la production d'endorphines.

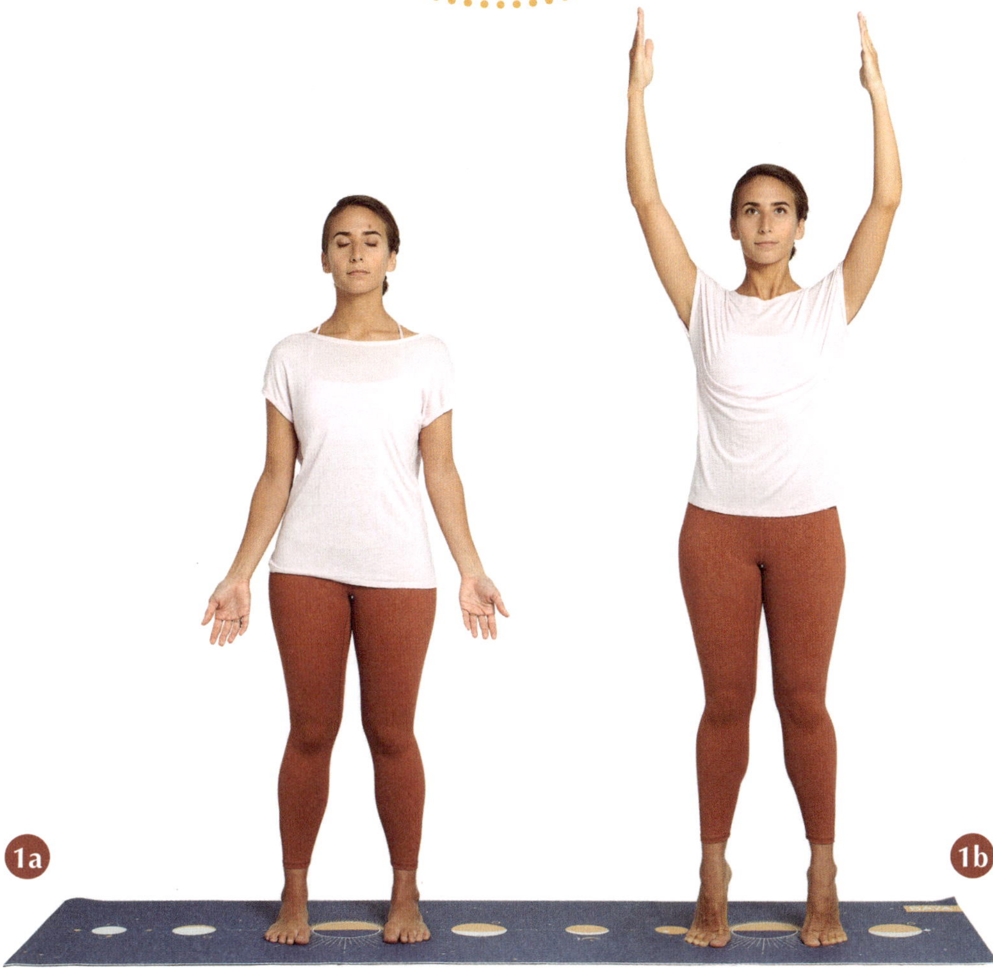

1a

1b

2

Le croissant de lune

Indudalasana

3'

À partir de la posture précédente, passez le pied droit derrière le pied gauche et posez-le à gauche de celui-ci. Les bords externes des pieds sont parallèles. Étirez les bras vers le ciel, entrecroisez les doigts et inclinez-vous vers le côté droit 2a. Restez dans cette posture pendant 3 respirations.

Quand vous avez terminé prenez le temps de décroiser les jambes, et ramenez les bras le long du corps.

Passez ensuite le pied gauche derrière le droit et posez-le à droite de celui-ci. Étirez les bras vers le ciel et inclinez-vous vers le côté gauche 2b. Restez dans cette posture pendant 3 respirations.

Revenez ensuite à la posture initiale avec les bras le long du corps et prenez un instant ici pour accueillir toutes les sensations qui parcourent votre corps.

*Cet étirement,
excellent pour la détente
et la tonicité musculaire,
donne de l'espace à la région
de la taille et de la cage
thoracique : cela augmente le
volume respiratoire et libère
le diaphragme.*

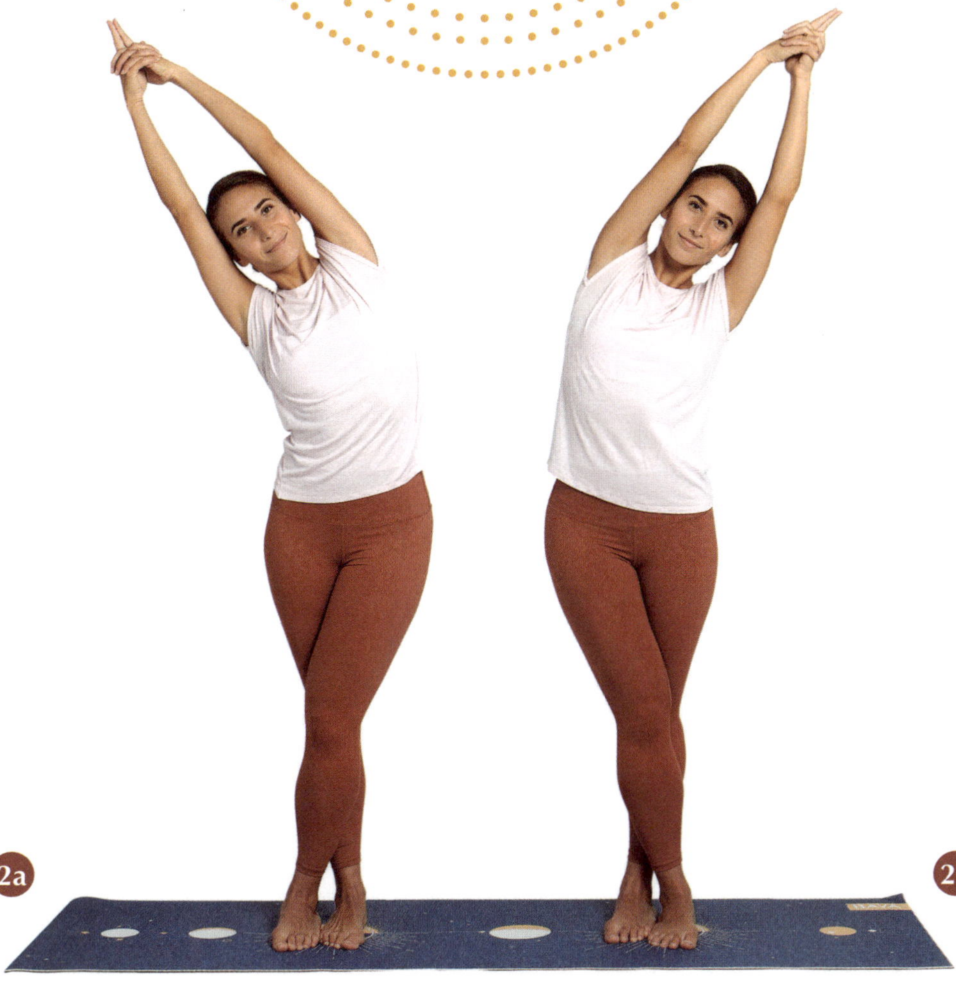

2a

2b

3

La pyramide

3'

Placez-vous debout, jambes écartées. Ancrez bien les bords externes de vos pieds dans le sol et contractez les quadriceps. Sur l'inspiration, montez les bras latéralement et étirez-les vers le ciel. Joignez les mains, paumes en contact.

Dans cette posture, trouvez la stabilité et installez un souffle profond et régulier. À chaque inspiration, étirez encore plus les mains vers le ciel tout en ancrant de plus en plus vos appuis dans le sol. Vous développez alors cet axe de verticalité entre le ciel et la terre. Les sensations de confiance, de force s'installent en vous.

Cette posture permet de développer la stabilité, la confiance et l'ouverture.

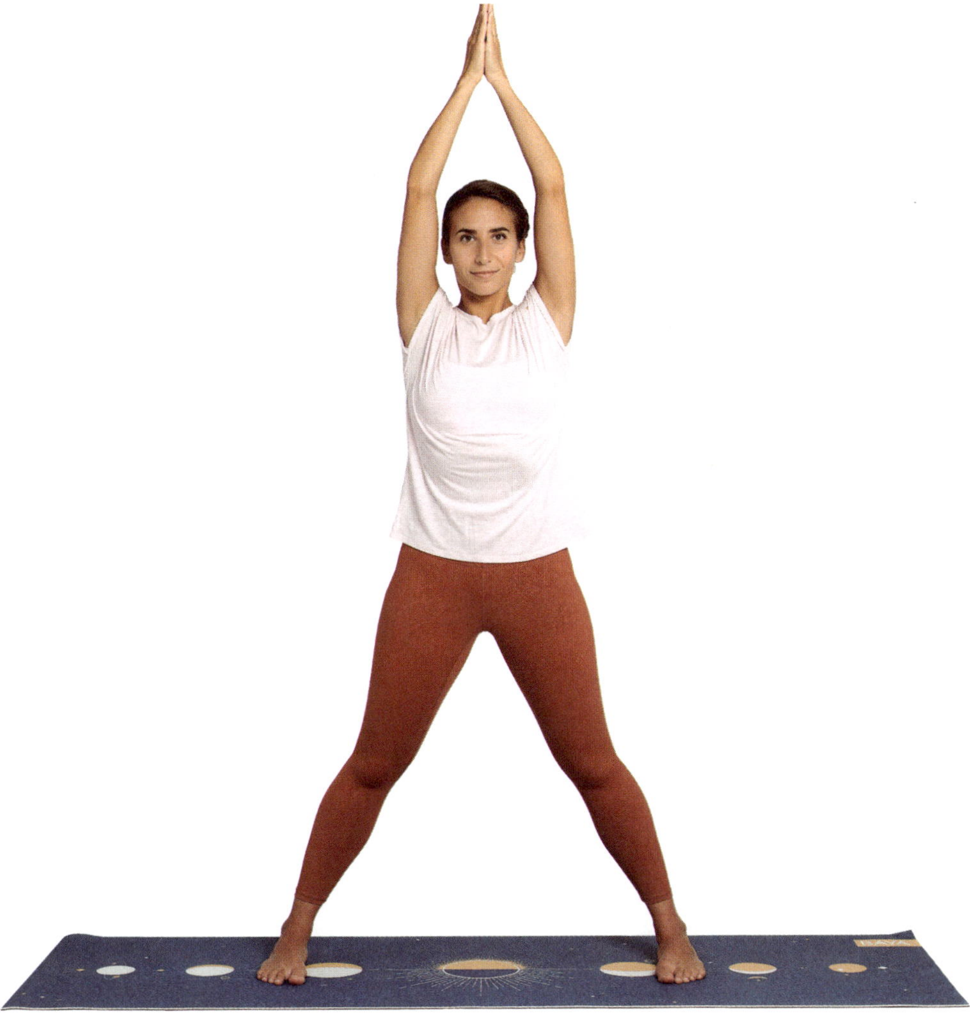

4

Le guerrier

Virabhadrasana II

5'

Mettez-vous debout, les jambes écartées d'une largeur bien supérieure à celle de vos épaules ou de votre bassin. Les pieds sont parallèles entre eux. Joignez les mains devant la poitrine. Sentez déjà l'ouverture au niveau des jambes. Votre ancrage est ferme et solide.

Inspirez et écartez les bras latéralement : ils sont parallèles au sol et les mains à hauteur des épaules. Prenez conscience de la sensation dans les épaules, de l'ouverture de la poitrine.

Expirez, « ouvrez » le pied gauche (il pointe vers l'avant du tapis) et pliez la jambe gauche en regardant la main gauche. Les paumes de main sont tournées vers le sol, le genou gauche est à l'aplomb de la cheville. Pour quitter la posture, inspirez en poussant sur la jambe avant et redressez-vous.

Expirez, « fermez » le pied gauche. « Ouvrez » maintenant le pied droit et fléchissez la jambe droite, en regardant la main droite. Les paumes de main sont tournées vers le sol, le genou droit est à l'aplomb de la cheville. Inspirez en revenant et en ramenant les pieds parallèles.

Dans cette posture, le regard se porte loin, comme lorsque vous fixez un point que vous souhaitez atteindre : vous vous donnez les moyens pour réussir ce que vous entreprenez, vous êtes solidement ancré dans le sol, solide sur vos jambes. Prenez conscience de cette solidité physique et de votre détermination mentale.

Recommencez l'exercice 2 fois en alternant le côté gauche et le côté droit. Puis relâchez les bras le long du corps.

Vous pouvez ensuite pratiquer la posture en statique en restant pendant 6 respirations de chaque côté pour bien ancrer les sensations de force dans les cuisses, de détermination physique et mentale.

Le guerrier renforce la stabilité émotionnelle, mentale et physique. La sensation de force et d'énergie doit être bien présente à la fin de la posture.

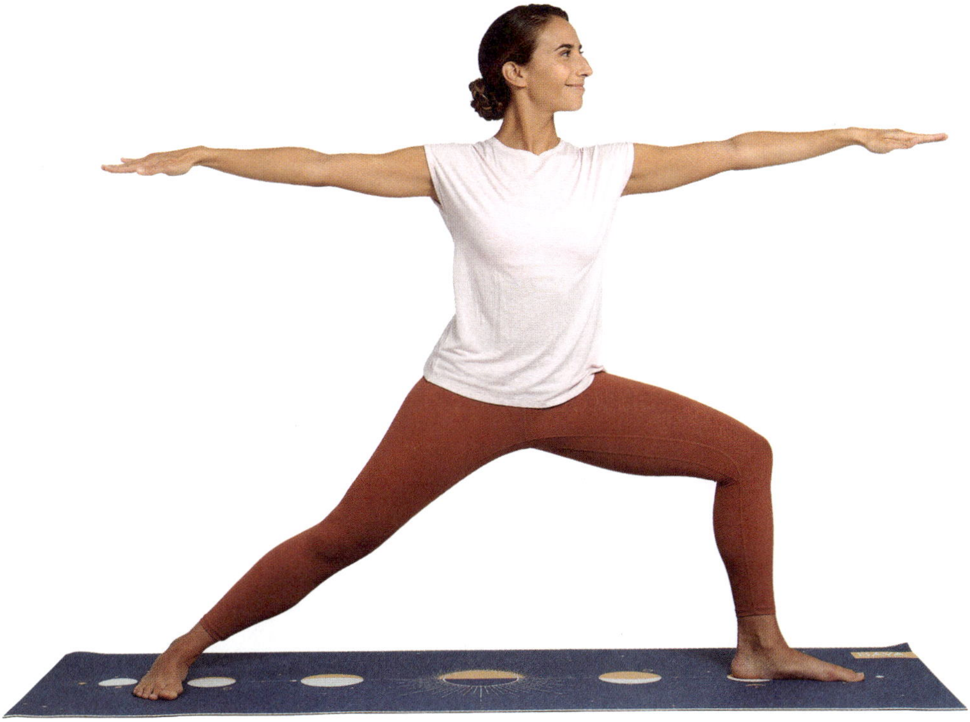

5

Le triangle étiré

Utthita trikonasana

4'

Mettez-vous debout, les pieds bien écartés comme dans la posture précédente. Tournez le pied gauche vers la gauche, posez les mains sur les hanches.

Sur une inspiration, étirez la colonne vertébrale, ouvrez la poitrine tout en poussant le nombril vers les lombaires. Écartez les bras latéralement. Sur l'expiration, allez chercher loin vers le côté gauche avec la main gauche et posez-la sur le tibia gauche. Le bras droit s'étire vers le ciel. Le regard se porte vers la main levée.

Pensez bien à contracter les quadriceps, les rotules remontent afin de protéger le bas du dos et d'augmenter la sensation de force dans vos jambes.

Restez dans cette posture pendant environ 5 respirations. Pour sortir de la posture, ancrez les pieds au sol et, sur une inspiration, redressez le buste à la verticale.

Recommencez de l'autre côté.

Variante

Si l'étirement est trop intense, posez la main sur une brique.

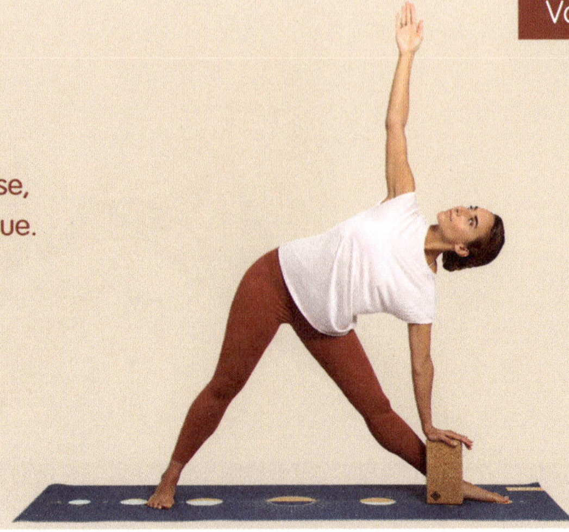

Cette posture
est excellente pour
renforcer les muscles
des jambes et du tronc et
favorise le développement
de la capacité
respiratoire.

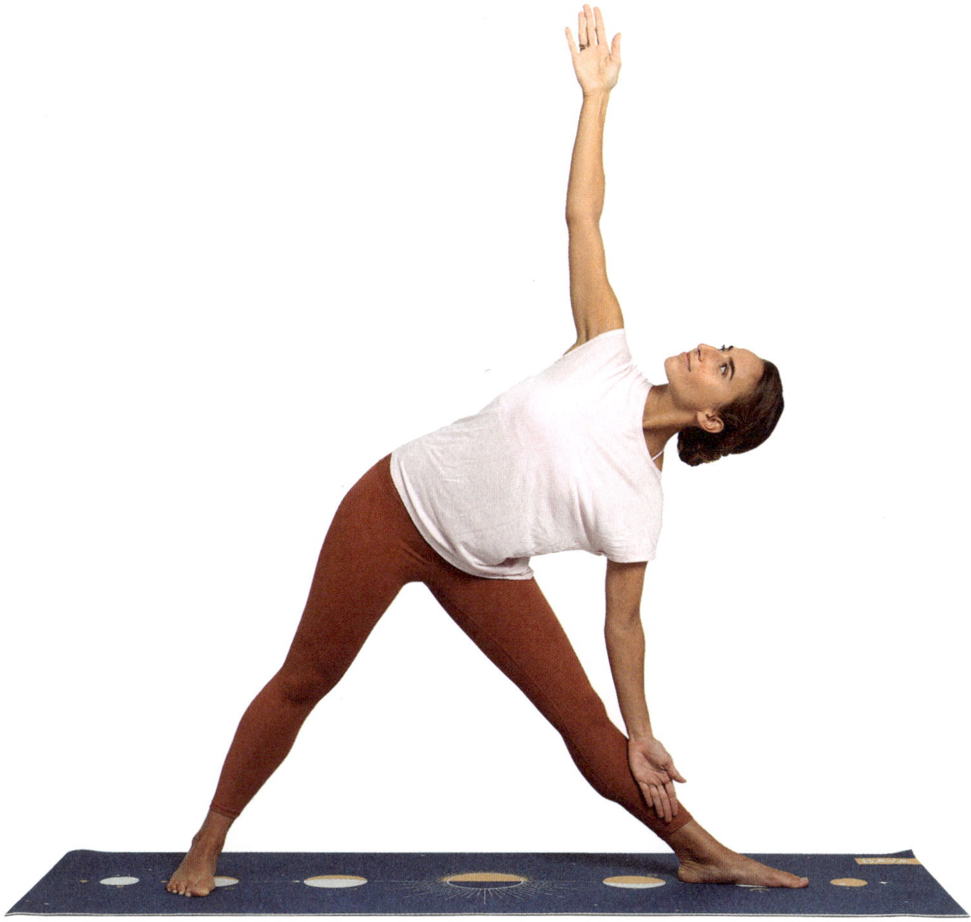

6

La flexion avant, pieds écartés

Prasarita padottanasana A

3'

Placez-vous debout et écartez largement vos pieds. Pour trouver le bon écartement, vérifiez en ayant les bras parallèles au sol que vos poignets sont bien à l'aplomb de vos chevilles. Placez une brique devant vous. Posez les mains sur les hanches, inspirez et, sur l'expiration, penchez le buste en avant, en allongeant bien toute la colonne vertébrale.

N'hésitez pas à plier légèrement les genoux si nécessaire. Posez les mains à plat au sol sur une ligne imaginaire qui relie les voûtes internes de vos pieds et posez le sommet du crâne sur la brique devant vous.

Dans cette posture, respirez lentement et profondément, laissez les épaules et tout le dos se relâcher un peu plus à chaque expiration. Au fur et à mesure, laissez progressivement vos genoux se tendre mais gardez bien le dos allongé : si vous sentez que le bas du dos s'arrondit, alors fléchissez les genoux.

Restez ainsi pendant 10 respirations. Pour sortir de la posture, rapprochez d'abord les pieds l'un de l'autre, posez les mains sur les cuisses et déroulez le dos, vertèbre après vertèbre. Redressez la tête en dernier.

Variante

En fonction de votre souplesse, adaptez la hauteur du support ; ce qui compte, c'est que votre tête soit posée et la nuque détendue.

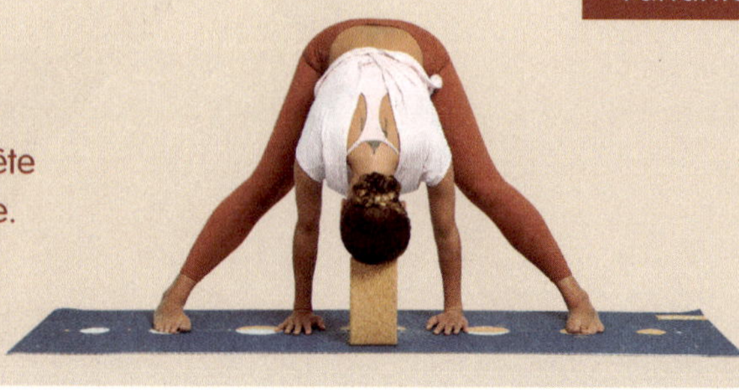

Avoir un support sous le sommet du crâne permet d'apaiser le système nerveux.

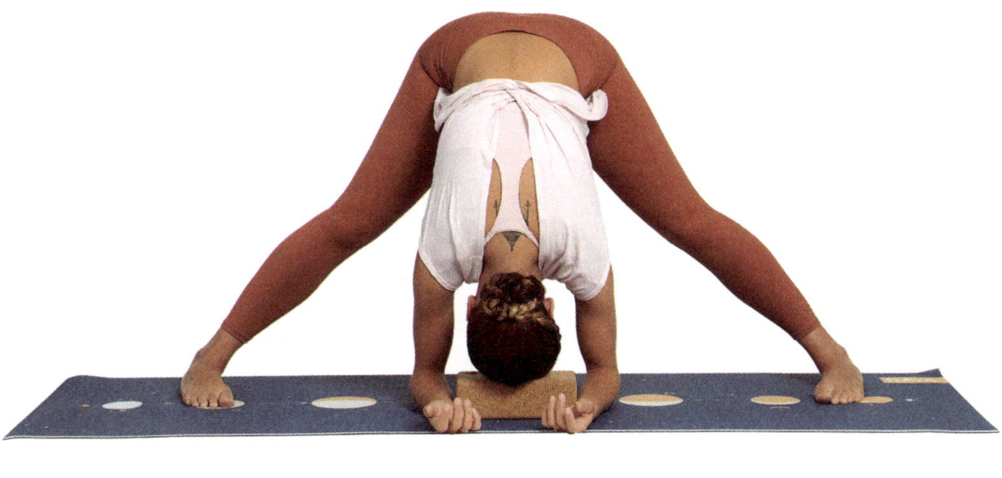

7

Le chien tête en bas

Adho mukha svanasana

3'

Pour réaliser la posture, mettez-vous à quatre pattes, les épaules à l'aplomb de vos mains et les hanches à l'aplomb de vos genoux. Avancez les mains d'environ 20 centimètres. En poussant sur les mains, sur une expiration, décollez les genoux du sol et laissez monter le bassin vers l'arrière et vers le haut.

Continuez de repousser le tapis avec les mains tout en gardant les bras tendus et visualisez votre bassin qui monte vers le haut et vers l'arrière. Restez dans la posture pendant 5 profondes respirations. Si cette posture est trop exigeante pour vous, revenez dans la position à quatre pattes.

Dans cette posture, laissez votre dos se décharger de toutes ses tensions et crispations, laissez celles-ci glisser sur vos épaules puis vers le sol. Pensez à bien détendre la mâchoire.

Pour sortir de la posture, reposez les genoux au sol, et installez-vous dans la posture de l'enfant (voir p. 22) en posant les fessiers sur les talons.

Variante

Pour garder de la longueur dans le dos et détendre les ischio-jambiers (muscles de l'arrière des cuisses), vous pouvez fléchir légèrement les genoux et lever les talons du sol (au besoin, en glissant sous vos pieds une couverture roulée).

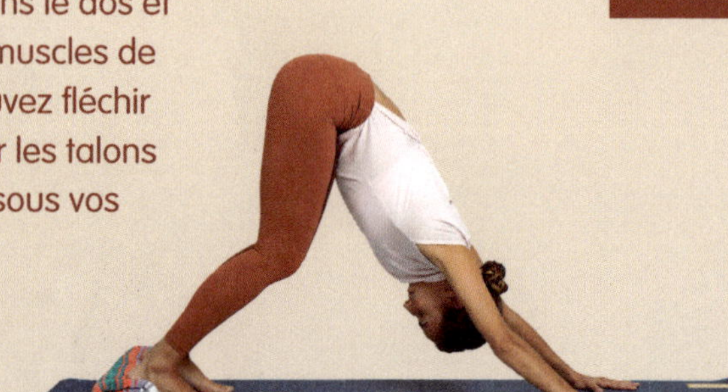

Cette posture est excellente pour renforcer tout le corps, elle permet d'allonger et de décharger la colonne vertébrale et de donner de l'ouverture à la poitrine.

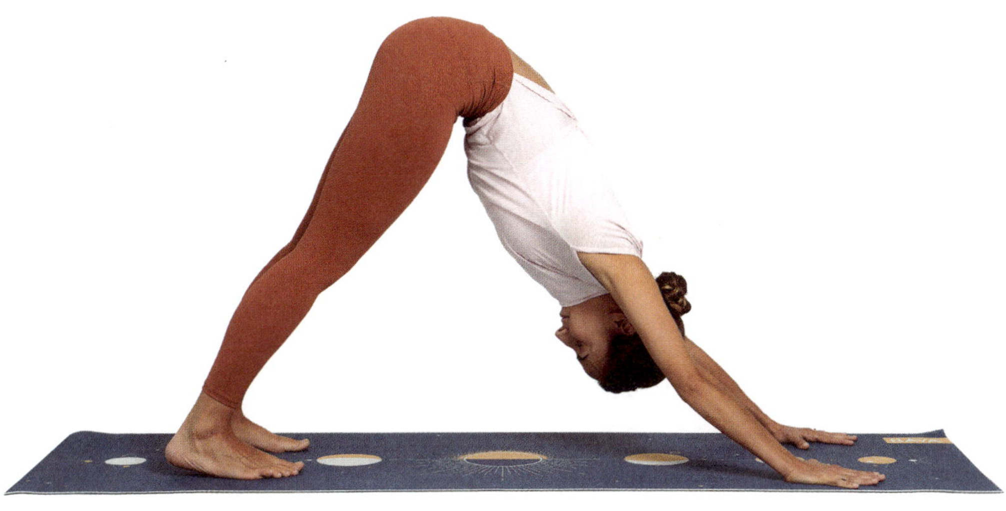

8

3′

Le cobra

Bhujangasana

Allongez-vous sur le ventre, placez le front au sol et les mains de chaque côté de la poitrine avec les coudes collés au corps. Veillez à bien étirer les pieds loin vers l'arrière afin de dégager le bas du dos.

Ancrez bien le pubis dans le sol. Inspirez et décollez le front du sol, décollez la poitrine. Restez dans la posture pendant 5 respirations. Veillez à bien garder les coudes collés au corps. Ne cherchez pas à monter très haut et ne repoussez pas le sol de vos mains. Cherchez plutôt à bien ouvrir l'espace de la poitrine.

Cette posture stimule les muscles du dos et permet au buste de se redresser, stimulant alors la volonté, la détermination, le courage.

Pour sortir de la posture, sur une expiration, revenez doucement vers le sol. Faites un coussin avec vos deux mains et placez le front dessus.

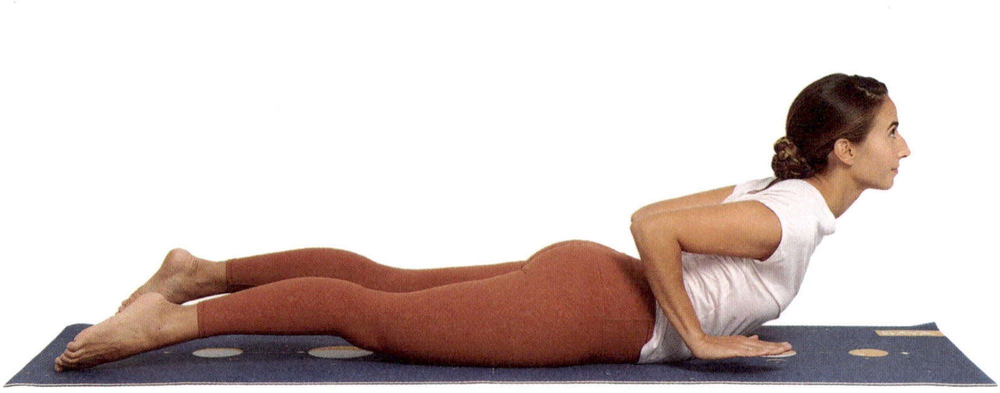

9

L'arc

Dhanurasana

3'

Cette posture crée une belle ouverture dans tout le corps.

Depuis la posture précédente, pliez les jambes et attrapez vos deux chevilles. Sur l'inspiration, levez la tête en gardant un souffle calme. Prenez conscience de l'ouverture du corps, de l'étirement des épaules vers l'arrière, du redressement du dos. Dosez la posture en fonction de vos possibilités. Veillez à garder les genoux écartés de la largeur des hanches. Si cela est trop intense, vous pouvez tenir la posture en attrapant une seule jambe, puis en recommençant avec l'autre.

Restez dans la posture pendant 5 profondes respirations.

Puis, posez le menton au sol et redéposez vos jambes au sol. Profitez de ce moment de détente et de récupération.

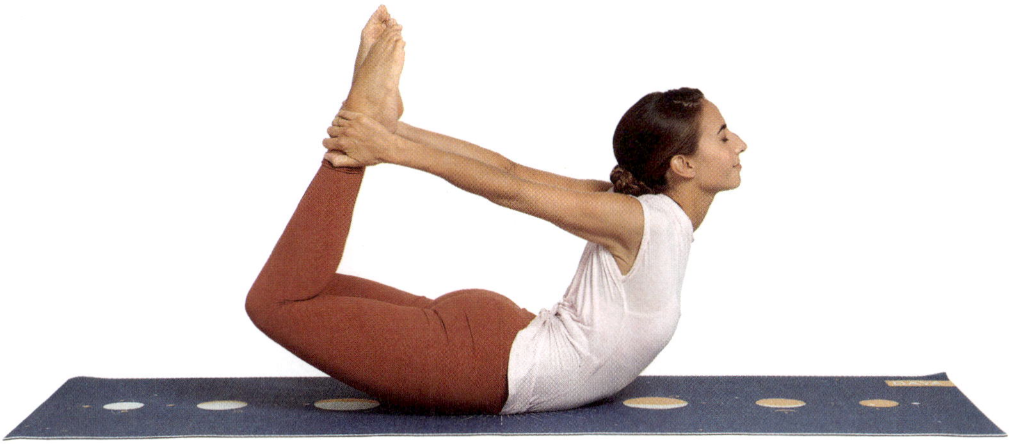

10

Le demi-pont

Setubandha sarvangasana

4'

Allongez-vous sur le dos et pliez les genoux pour poser les pieds à plat sur le tapis. Vérifiez que vos genoux sont à l'aplomb de vos chevilles et que vos pieds sont écartés de la largeur des hanches. Les bras sont le long du corps, paumes de mains tournées vers le sol. La nuque est allongée et le menton légèrement rentré.

Sur une inspiration, soulevez les fessiers, le bas, le milieu et le haut du dos. Restez ainsi pendant au moins 5 respirations, ou plus selon votre forme du jour. Puis, doucement, déroulez le dos pour le poser au sol, vertèbre après vertèbre, en finissant par le sacrum et le coccyx.

Quand vous sortez de cette posture, écartez les pieds de la largeur du tapis et laissez vos genoux venir l'un contre l'autre. Profitez des bienfaits de cette posture d'accueil.

Variante

Sur l'inspiration, décollez le bassin du sol et étirez les bras derrière la tête. Sur l'expiration, reposez le dos en le déroulant, vertèbre après vertèbre, et ramenez les bras le long du corps. Répétez ce mouvement en dynamique 5 fois.

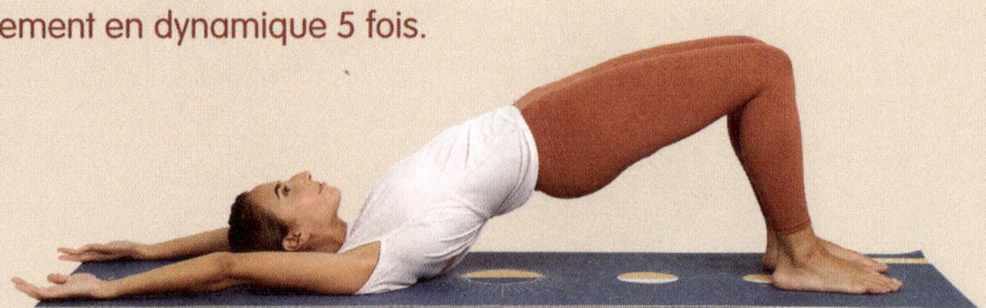

Cette posture est excellente pour effacer les tensions dans la nuque. Elle favorise le lâcher-prise et renforce les muscles des cuisses et des fessiers, tout en déchargeant les lombaires.

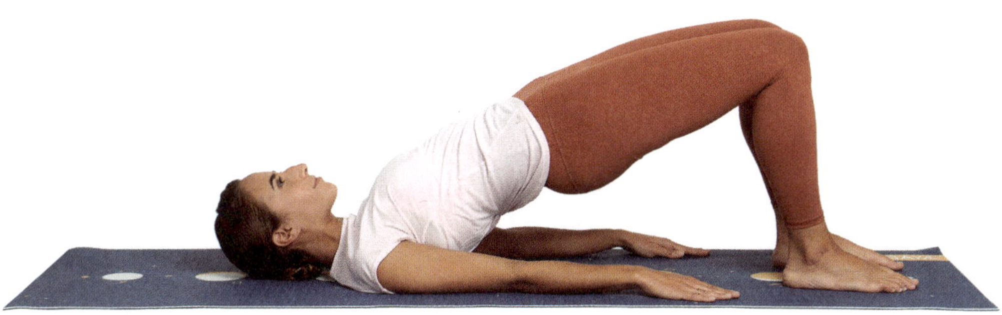

11

Les jambes levées

Viparita karani

10'

Allongez-vous sur le dos, pliez les genoux et soulevez les fessiers pour y glisser un *bolster* ou un coussin ferme. Laissez les bras s'écarter sur les côtés, paumes de mains tournées vers le ciel. Laissez l'ouverture se faire dans la poitrine.

Si vous avez des douleurs dans le bas du dos, vous pouvez faire la posture sans *bolster*.

En expirant, tendez une jambe puis l'autre vers le ciel. Ajustez la position de vos jambes pour qu'elles tiennent en l'air sans effort musculaire. Fermez les yeux et concentrez-vous sur votre souffle. Sur l'inspiration, laissez bien le ventre se gonfler, les côtes s'écarter et les poumons se remplir librement. Sur l'expiration, la poitrine redescend, les côtes rentrent et le ventre se dégonfle.

Cette posture est contre-indiquée en cas de glaucome, de menstruations, de problèmes de reflux gastrique et si vous souffrez de spondylolisthésis ou de problèmes lombaires.

Afin de développer l'amplitude de mouvement du diaphragme et d'ouvrir le plexus solaire, respirez profondément dans la posture, pendant 5 à 10 minutes (ou moins longtemps si vous sentez dans les pieds des fourmillements trop intenses).

Pour quitter la posture, fléchissez les genoux, posez les pieds à plat sur le tapis, puis tournez-vous sur le côté droit pour vous relever.

Cette posture, bénéfique pour apaiser le mental et ouvrir la poitrine, est très indiquée en cas d'épuisement et de problèmes circulatoires. Elle permet de réguler les rythmes biologiques.

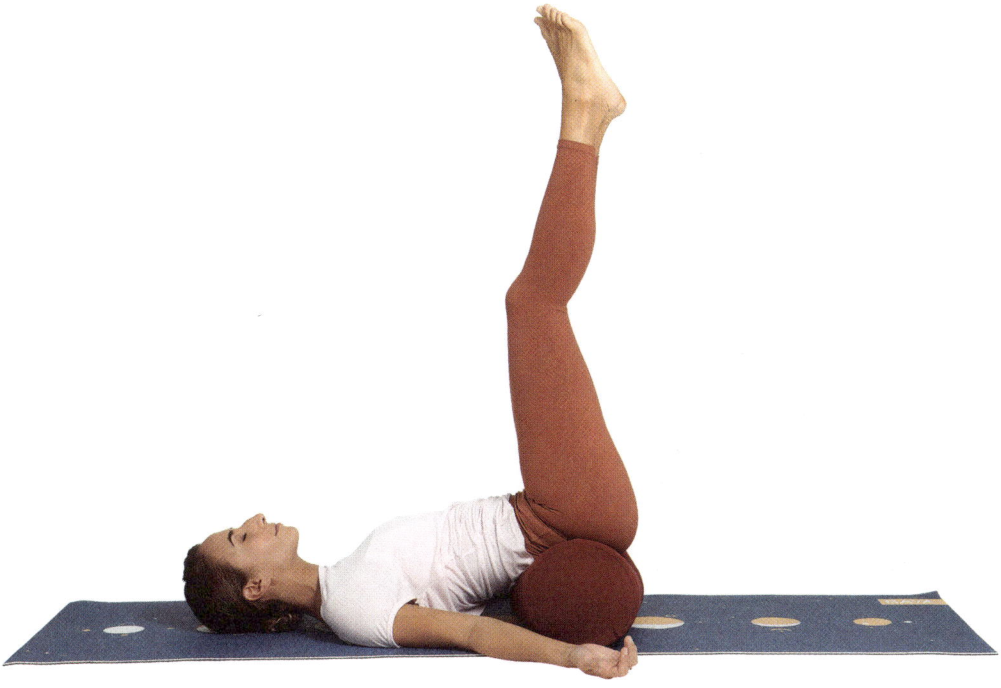

12

La détente restaurative

Savasana restauratif

20'

Cette posture de yoga restauratif qui termine la séquence nécessite un certain nombre d'accessoires mais, une fois que vous serez installé, vous pourrez goûter à une sensation de grand repos.

Avant de vous allonger, disposez les accessoires comme sur la photo : une couverture roulée à chaque extrémité du tapis (pour la tête et les chevilles), le *bolster* (pour l'arrière des genoux et les mollets) et les briques (pour les poignets). Si vous en avez, prévoyez trois autres couvertures pour recouvrir vos mains et tout votre corps, ce sera encore plus confortable.

Les accessoires :
- 4 ou 5 couvertures
- 1 *bolster* plat
- 1 coussinet pour les yeux

2 briques ou coussins

Maintenant, allongez-vous en faisant reposer chaque partie du corps sur l'accessoire dédié. Les poignets sont à plat sur les briques, paumes tournées vers le ciel. Placez un coussinet sur vos yeux. Si nécessaire, couvrez-vous.

Vous pouvez augmenter la hauteur du *bolster* en plaçant sous celui-ci deux briques, écartées de la largeur de vos genoux. Alors, les talons ne touchent pas le sol et l'arrière des chevilles est posé sur la couverture roulée. Cela favorise la détente abdominale et lombaire.

Dans cette posture, le menton doit être légèrement rentré, plus bas que le front ; Les talons sont plus bas que les genoux et les mains plus hautes que les coudes.

Profitez de cette posture de relaxation en silence, en pratiquant des respirations longues et conscientes, afin que le corps puisse se restaurer en profondeur.

Cette posture
est indiquée en cas de
stress, de grande fatigue et
de vulnérabilité émotionnelle.
Elle est idéale à pratiquer
en fin de séance et même
en dehors.

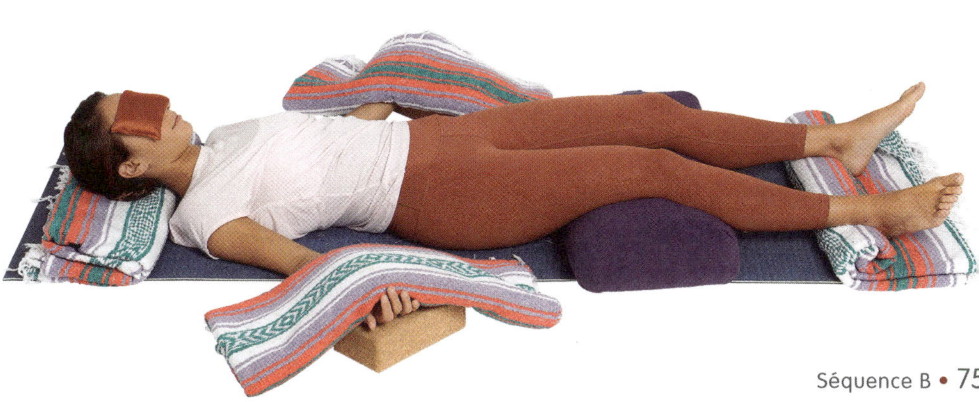

Enchaîner les postures de la séquence B

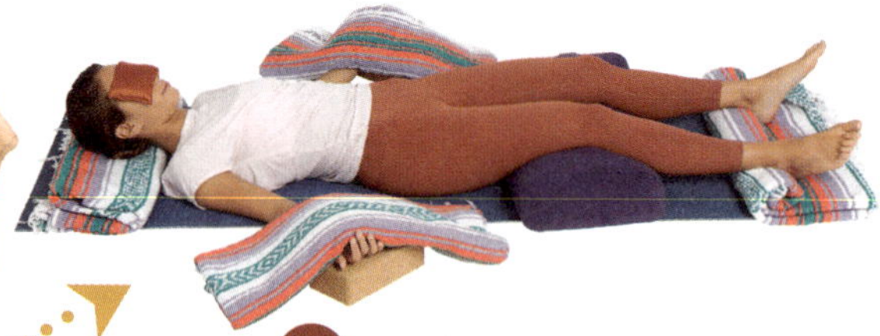

12 LA DÉTENTE RESTAURATIVE

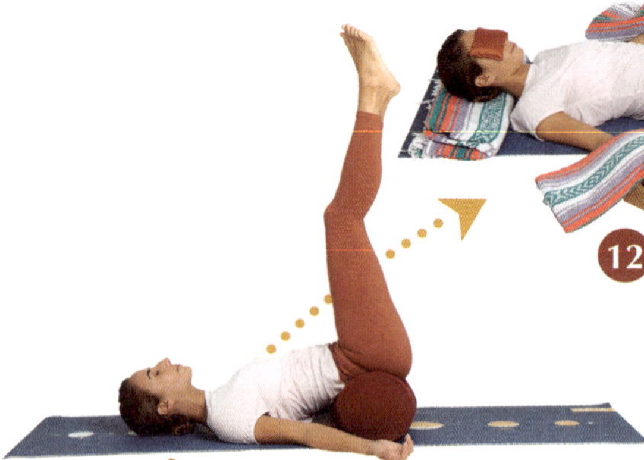

11 LES JAMBES LEVÉES

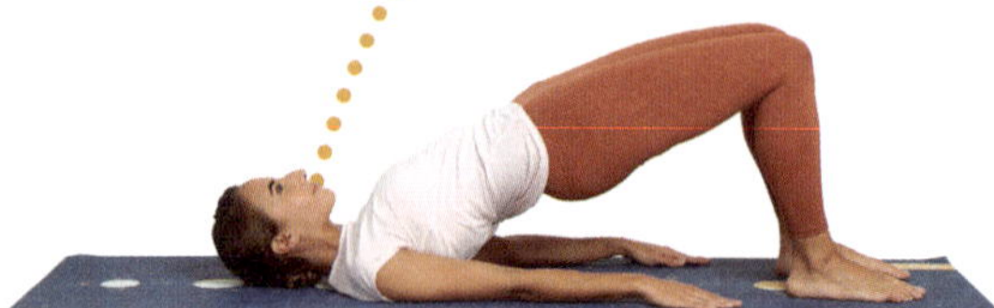

10 LE DEMI-PONT

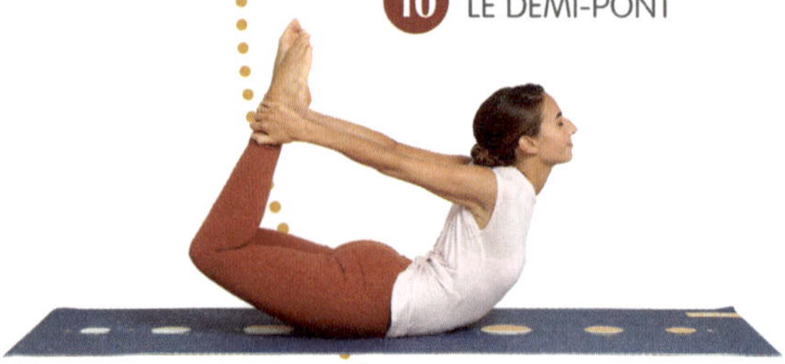

9 L'ARC

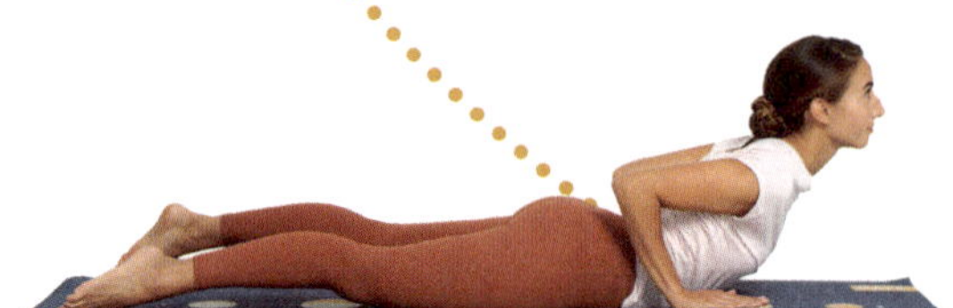

8 LE COBRA

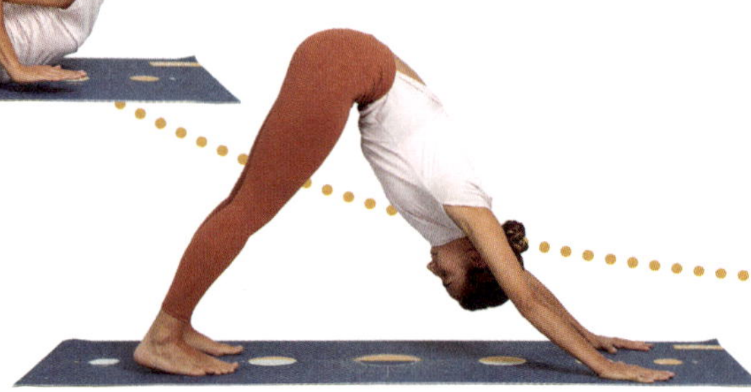

7 LE CHIEN TÊTE EN BAS

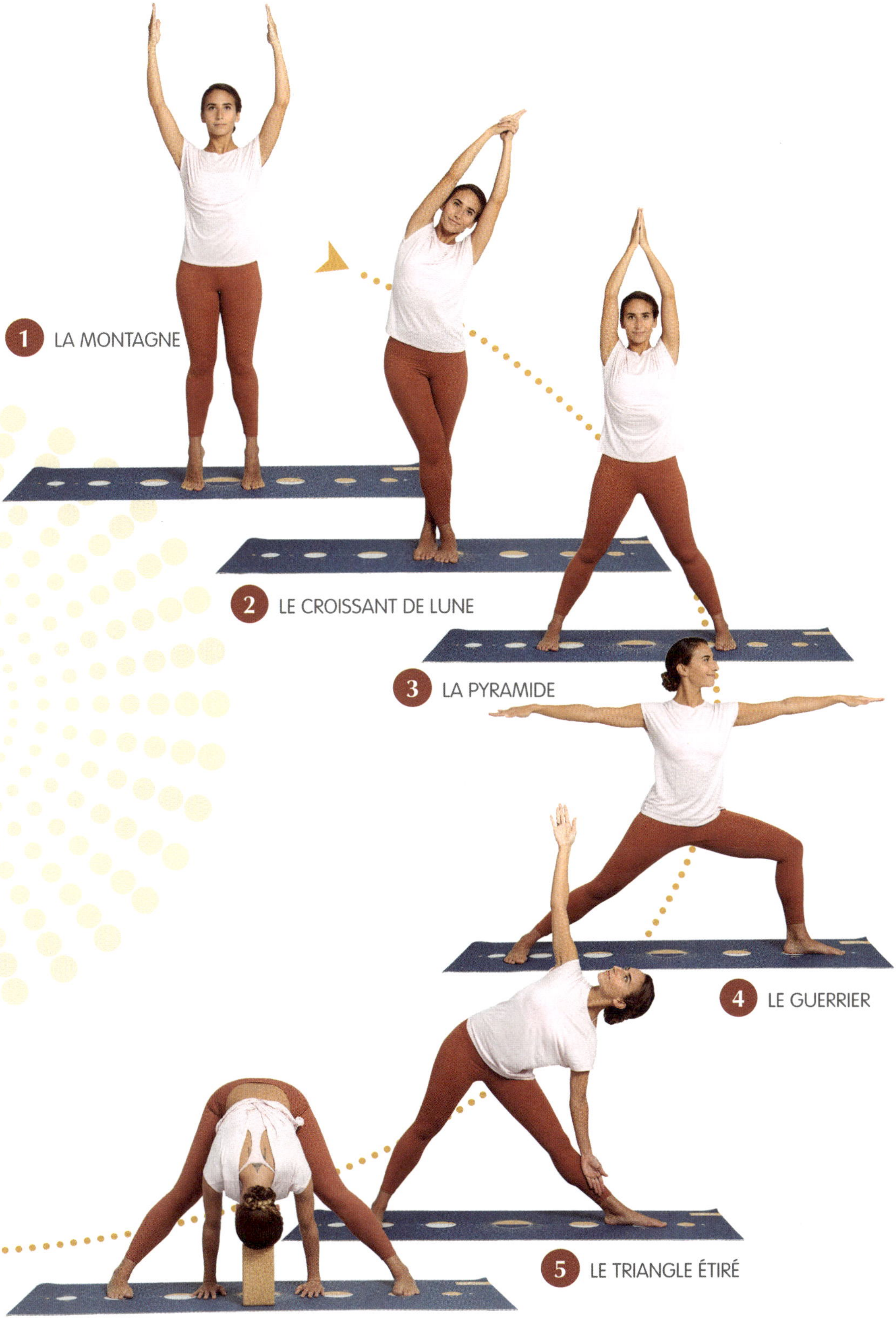

1 LA MONTAGNE

2 LE CROISSANT DE LUNE

3 LA PYRAMIDE

4 LE GUERRIER

5 LE TRIANGLE ÉTIRÉ

6 LA FLEXION AVANT, PIEDS ÉCARTÉS

La méditation sur le coeur

Asseyez-vous confortablement. Vous pouvez vous asseoir sur une chaise et même vous allonger si vous en avez envie.

Prenez conscience de votre stabilité, de votre base, solide et stable. Prenez conscience de votre ancrage dans le sol. Observez maintenant la densité de votre corps, vous êtes en parfaite sécurité. Vous êtes à l'image d'un bloc de granit dense et puissant, rien ne peut vous déstabiliser, la force se dégage de votre corps. Ressentez bien tout cela dans votre corps.

[Silence de 30 secondes]

Portez maintenant votre attention sur votre poitrine, là ou votre cœur bat tranquillement, régulièrement, pour propulser avec générosité et sans relâche le sang dans tout votre corps. Il prend le sang et le redistribue. Puis, prenez conscience de la région de votre poitrine, là ou votre respiration gonfle et relâche tout votre thorax. Observez les sensations qui viennent de la région du cœur et de toute la poitrine. Écoutez les pulsations de votre cœur.

[Silence de 30 secondes]

Vous pouvez parler à votre cœur, en lui disant que vous le comprenez. Que vous souhaitez maintenant prendre conscience de ses besoins et être en lien avec lui. Que dorénavant vous tiendrez compte de ce qu'il vous dit. Bien sûr, vous êtes conscient de tout ce qu'il a pu vivre, parfois endurer, mais vous êtes là maintenant.

Observez les battements de votre cœur. Soyez à son écoute. Observez les mouvements de la respiration, les échanges. Le cœur symbolise la générosité, l'amour. Il reçoit du sang et redonne tout le sang qu'il reçoit. Il ne garde rien pour lui. C'est un perpétuel échange. Je reçois, je donne… J'accueille, j'offre…

Entrez dans ce mouvement de va-et-vient qui vous berce et laissez-vous aller dans cet état de paix, de joie et de conscience.

Puis, prenez conscience de la sensation d'ouverture de votre poitrine, de la région du cœur, du thorax, prenez conscience qu'à chaque inspiration vous ouvrez votre

La méditation dure environ 10 minutes (cela peut être plus ou moins selon le temps dont vous disposez). Afin de pouvoir bénéficier pleinement des bienfaits de cette pratique, demandez à quelqu'un de vous la lire lentement, en respectant les temps de silence, ou écoutez l'enregistrement proposé avec ce livre.

Pour télécharger cet enregistrement, rendez-vous sur :
www.esprityoga.fr/podcasts/yoga-sante

cage thoracique, vous ouvrez votre cœur. Vous ressentez comme un flux d'échange permanent entre vous et ce qui vous entoure. Le souffle va et vient et vous relie à la vie tout entière.

Vous êtes dans un mouvement de vie qui vous connecte à toute l'humanité, vous ne vous limitez pas à votre peau, à votre individualité, vous êtes en connexion avec toute la vie, dans un échange d'amour, de partage. Vous vous sentez comme enveloppé de cette énergie qui vous protège, vous êtes comme porté par cette énergie qui vous transporte et vous guide. Vous êtes en lien, vous êtes en relation avec chaque être, chaque parcelle de vie qui existe dans l'univers tout entier, comme si un champ magnétique d'amour vous entourait et vous nourrissait.

[Silence de 30 secondes]

Appréciez cette réalité, vous êtes une parcelle de cet univers, vous en êtes une poussière indispensable, utile, qui participe à cet ensemble universel, vous êtes inscrit dans le sens de cette vie qui se développe depuis tant de millions d'années, de milliards d'années. À travers tout l'univers, votre énergie est prise en compte et vous vous sentez porté, dans ce flot de bienveillance, de douceur, de partage inconditionnel, totalement inconditionnel…

Goûtez cette sensation de bonheur qui vous envahit, vous la ressentez au plus profond de votre chair, vous la ressentez au plus profond de chaque cellule de votre être. Sentez-vous vivre, vivant, présent. Sentez-vous à la source de votre cœur qui vous nourrit à profusion, vous êtes connecté à vous-même et, par là, à tout l'univers et à la vie.

[Silence de 30 secondes]

Vous allez, à votre rythme, quitter cette méditation en ramenant votre attention sur l'air qui entre par vos narines et en donnant de la vigueur à votre souffle. Quand vous vous sentez prêt, vous pouvez ouvrir les yeux.

Soigner notre intestin, notre second cerveau

Les changements alimentaires ne sont pas des plus aisés en période de dépression, pourtant ils peuvent se révéler être de très bons alliés à différents niveaux.

L'adage « Nous sommes ce que nous mangeons » ou plus exactement en ayurvéda « Nous sommes ce que nous digérons » montre à quel point notre alimentation impacte notre mental et notre être entier.

DÉPRESSION ET *DOSHAS*

Selon votre constitution ayurvédique, *vata, pitta* ou *kapha* (voir encadré ci-contre), la dépression prend différentes formes. Chez les personnes à dominante *vata,* la dépression s'exprime avec des fluctuations, des hauts et des bas. Le changement est la nature même de *vata*. Les repas pris à heures régulières et les céréales complètes peuvent alors être un bon point d'ancrage.

La dépression des personnes de type *pitta* apparaît généralement quand l'organisme est allé en *burn-out*. Le repos devient alors primordial et l'alimentation doit être fraîche, évitez les aliments frits ou fermentés.

La dépression chez les personnes de type *kapha* se traduit par de la lourdeur, de l'inertie. L'activité physique sera indispensable afin de réactiver le feu digestif. Des épices piquantes, chauffantes et stimulantes vont « réveiller » le feu intérieur. Les promenades digestives sont fortement conseillées. Prendre l'air en marchant tranquillement optimise la digestion et évite l'inertie d'une digestion lente qui risque d'affecter le mental.

L'INTESTIN, NOTRE SECOND CERVEAU

Notre confort intestinal est d'une grande complexité et impacte notre état d'être. Si nous traversons un état dépressif, cela peut affecter notre digestion et l'inverse est également vrai ! Une digestion perturbée, des gaz, des troubles du transit envoient une information de malaise au cerveau. Ne négligeons donc pas cet aspect. La qualité de notre flore intestinale influence notre vitalité, notre immunité et notre psychisme. Une nourriture saine, cuisinée, non industrielle, est un premier pilier pour la santé du système digestif.

En ayurvéda, on distingue trois *doshas* (énergies vitales) qui déterminent notre constitution physiologique et psychologique : *vata* (principe de mouvement), *pitta* (principe de transformation) et *kapha* (principe de cohésion). Chaque *dosha* combine deux des cinq éléments : la terre, l'eau, le feu, l'air et l'espace (il s'agit là de l'espace séparant la matière, appelé aussi éther). Les trois *doshas* sont présents dans chaque être humain dans des proportions variables selon les individus. Un déséquilibre des *doshas* est le signe de troubles physiologiques et/ou psychologiques. Il s'agit alors de modérer ou de renforcer tel ou tel *dosha* pour revenir à l'équilibre.

LES ALIMENTS *SATTVIQUES, RAJASIQUES* ET *TAMASIQUES*

La dépression est considérée comme un état *tamasique,* se manifestant par la lourdeur et l'inertie. La dépression induit un manque d'énergie et d'enthousiasme et peut facilement nous diriger vers la nourriture, de façon compulsive, car nous pouvons y trouver une forme de réconfort affectif.

Voici quelques aliments *tamasiques* qui apportent, selon l'ayurvéda, de la lourdeur, du pessimisme, de l'ignorance et de la paresse et qui sont donc à éviter lors d'un état dépressif : tous les aliments industriels, chimiques, la viande, les fruits mûris artificiellement, les produits réchauffés au micro-ondes.

Il faut donc privilégier les aliments frais, pour profiter de leur *prana* (leur énergie) et les cuisiner avec des saveurs simples mais savoureuses. **Ces aliments qui apportent la joie, la sérénité et la clarté mentale sont appelés aliments *sattviques,*** ce sont les fruits et légumes frais, les graines germées, les céréales complètes, les fruits à coques (noix, amandes…), le *ghee*[4], les épices douces, comme le cumin et la cardamome.

Quant aux aliments *rajasiques,* ils insufflent de l'énergie dans nos projets et dans nos sensations. Ils peuvent donc s'avérer utiles, mais ils doivent être consommés avec modération. Nous retrouvons dans cette catégorie l'ail, l'oignon, le sel, le café, le thé… Les épices fortes vont stimuler le feu digestif, cette flamme qui ravive l'énergie, l'enthousiasme.

---

4. Le *ghee* ou beurre clarifié est un beurre que l'on a fait fondre à feu très doux et que l'on a filtré de façon à dissocier le beurre lui-même (jaune) de la caséine, du petit-lait et de ses impuretés (blanchâtres).

Marjolaine à coquilles, verveine citronnée, petit grain bigarade

En cas de dépression, on a la plupart du temps recours à la psychothérapie et au traitement antidépresseur, parfois aux anxiolytiques, en fonction de l'intensité de la dépression. Les huiles essentielles (HE), qui sont les essences distillées des plantes aromatiques, sont très concentrées, elles agissent au niveau cellulaire de notre corps. Elles ne se substituent pas au traitement allopathique, mais peuvent le compléter et aider au sevrage de ce traitement. Elles apportent du réconfort en cas de baisse de moral passagère, de tristesse, de découragement, en particulier celles qui ont des propriétés relaxantes, équilibrantes du système nerveux ou antidépressives. Demandez conseil à votre médecin.

L'HE de verveine citronnée *(Lippia citrodora),* qui a une action à la fois tonifiante et sédative, selon les besoins, est indiquée en cas de dépression, de stress, d'insomnie. Déposez 1 goutte sur chaque poignet (diluée dans 1 goutte d'huile végétale) et respirez dès que vous en ressentez le besoin. Elle ne convient pas aux femmes enceintes avant le 3e mois de grossesse ni aux enfants de moins de 6 ans.

L'HE de marjolaine à coquilles *(Origanum majorana)* a des propriétés rééquilibrantes, très utiles en cas de déprime, dépression, surmenage, fatigue. Elle a un effet euphorisant et apaise les sautes d'humeur. Tonifiante, elle redonne l'envie d'agir, d'avancer, de vivre ! Déposez 1 à 2 gouttes (diluée dans 1 goutte d'huile végétale) sur les poignets et respirez dès que vous en ressentez le besoin. Elle ne convient pas aux femmes enceintes ou allaitantes ni aux enfants de moins de 6 ans.

L'HE de petit grain bigarade *(Citrus aurantium* ssp. *amara)* agit sur le système nerveux. Véritable huile antistress, elle favorise la détente et l'apaisement par son odeur douce de fleur d'oranger. Elle ne convient pas aux femmes enceintes avant le 3e mois de grossesse ; si vous êtes asthmatique, demandez conseil à votre médecin avant de l'utiliser.

Synergie antidéprime : dans un flacon, mélangez 45 gouttes d'HE de marjolaine à coquilles, 15 gouttes d'HE de verveine citronnée et 75 gouttes d'HE de petit grain bigarade. En application cutanée : déposez 3 gouttes de ce mélange sur le plexus solaire et sur la face interne des poignets, 2 à 3 fois par jour. Si la dépression est importante, faites-vous faire, 2 fois par jour, un massage énergique le long de la colonne vertébrale avec 8 gouttes du mélange dilué dans une huile végétale.

La respiration rafraîchissante

Sitali est une respiration rafraîchissante et calmante. *Sitali* ou *sheetali* vient de *sheet* qui veut dire « frais, froid ». Le mot *sheetal* désigne ce qui est calme, apaisé. Ce *pranayama* vient calmer l'inflammation de notre corps physique mais aussi mental, en agissant sur nos émotions comme la colère ou la frustration. Il fait baisser la température du corps et peut plus largement participer à l'apaisement.

Installez-vous confortablement. À l'aide des dents, formez une sorte de tunnel à l'envers avec votre langue, à l'entrée de la bouche. Si vous n'arrivez pas à réaliser ce mouvement, placez les dents supérieures contre les dents inférieures et placez la pointe de la langue en contact avec l'arrière des dents supérieures, la bouche est entrouverte pour laisser passer l'air. Vous pouvez aussi placer vos lèvres comme pour siffler. Choisissez l'option la plus confortable.

À l'inspiration, laissez l'air entrer par le tunnel formé par votre langue, puis fermez la bouche à la fin de l'inspiration et retenez le souffle tant que cela est confortable pour vous. Vous faites alors l'expérience de la rétention poumons pleins. Expirez ensuite par les narines. Recommencez ces cycles respiratoires pendant environ 10 minutes. Appréciez la sensation de fraîcheur au niveau du visage, qui vient effacer toute trace de fatigue.

Il est important de rester dans une sensation de confort et de ne rien forcer, car la qualité du souffle affecte le système nerveux. Toute rétention en force affecte le système nerveux de façon négative et les effets produits sont alors contraires à ceux escomptés.

Contre-indications : mieux vaut éviter ce *pranayama* si vous vous trouvez dans une atmosphère trop polluée ou s'il fait froid. À éviter aussi en cas de tension sanguine basse ou de problèmes respiratoires comme l'asthme ou la bronchite. En cas de problème cardiaque ou de grossesse, ne pas faire les rétentions.

Installer un lieu refuge

Asseyez-vous confortablement, au sol ou sur une chaise. Inspirez profondément et expirez, fermez les yeux. Amenez votre attention à l'entrée de vos narines et suivez le trajet de votre souffle. Prenez conscience de la vie qui est là en vous, de ce souffle qui vous traverse.

Cet exercice de visualisation va vous aider à renouer avec les sensations de sécurité, de liberté et de paix qui sont en vous.

Maintenant, visualisez un lieu où vous vous sentez en parfaite sécurité, où rien ne peut vous arriver, un lieu où vous êtes libéré(e) de toute contrainte, de tout stress. Ce lieu que vous choisirez peut être connu ou non, récent ou ancien.

Cela peut être un lieu de votre enfance, une cabane dans les arbres, un bord de mer, une montagne ou simplement votre maison, votre chambre… Laissez-vous porter par votre imagination. Puis quand vous avez trouvé votre lieu refuge, installez-vous dedans et observez tous les détails de cet espace.

Vous pouvez aussi faire cet exercice en position debout ou allongée.

Observez les différentes sensations qui viennent à vous, les couleurs, les odeurs, les sons en rapport avec ce lieu… Prenez votre temps afin que toutes ces sensations s'installent dans votre corps. Pour bien les ancrer dans le corps, ramenez les mains en prière devant le cœur et, sur une inspiration, ouvrez les bras en croix et laissez-vous imprégner par toutes les sensations positives en rapport avec ce lieu refuge, dans lequel vous êtes en parfaite sécurité, où rien de mal ne peut vous arriver.

La confiance, la force et la sérénité s'installent en vous. Sur l'expiration, ramenez les mains jointes devant le cœur.

Faites encore 2 fois cet exercice.

Quand vous avez terminé, laissez un sourire se dessiner sur le visage. Dès que vous aurez besoin de renouer avec la sensation de sécurité et de paix, dans n'importe quelle situation de votre quotidien, vous pourrez revenir à votre lieu refuge.

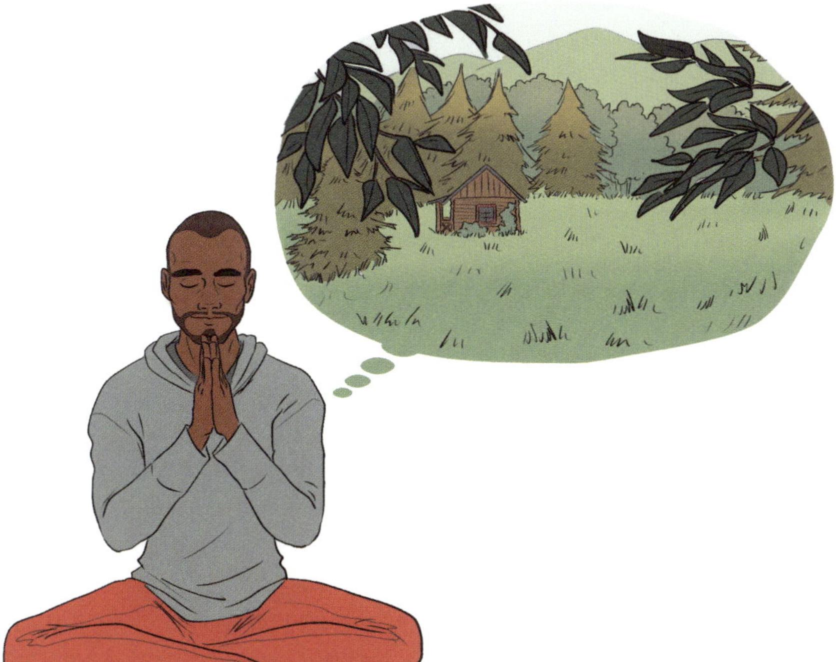

L'auteure

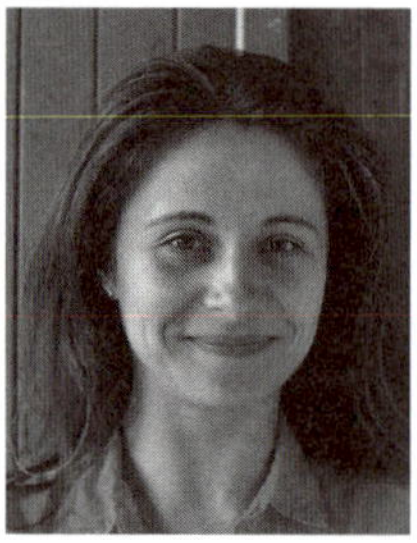

Mélanie Veyrond est professeure de yoga, certifiée en yogathérapie. Kinésithérapeute de formation, passionnée par le mouvement, le corps et ses ressources insoupçonnées, elle découvre le yoga en 2007 et, après plusieurs années de pratique, elle se forme, en Inde en 2014, à l'enseignement du hatha yoga. Voyant dans cet art ancestral un moyen de se soigner, elle suit alors l'enseignement de yogathérapie du Dr Lionel Coudron à Paris. Elle continue d'approfondir sa pratique et son enseignement avec le yinyasa yoga et le yin yoga. Elle développe sa pratique autour d'un yoga fluide et gracieux, où mouvement et respiration ne font qu'un, afin de faire rayonner l'âme qui habite chaque corps. Mélanie considère le yoga comme un art qui transforme la vie. Elle aime enseigner un yoga fondé sur l'alignement du corps et l'ouverture du cœur et invite chacun à explorer son corps comme un vrai terrain de jeu, afin d'éveiller le potentiel créateur qu'il y a en chacun de nous. Mélanie vit actuellement dans la Drôme provençale où elle enseigne le yoga et propose des consultations individuelles en yogathérapie.

L'article « Dépression et nutrition » a été rédigé par **Isabelle Hernandez,** praticienne et formatrice en ayurvéda et professeur de yoga. Elle transmet le yoga avec l'approche ayurvédique au sein de Yogamrita et a créé l'Institut AYAM (ayurvéda, nutrition ayurvédique, yoga adapté et marmathérapie).

Dans la même collection

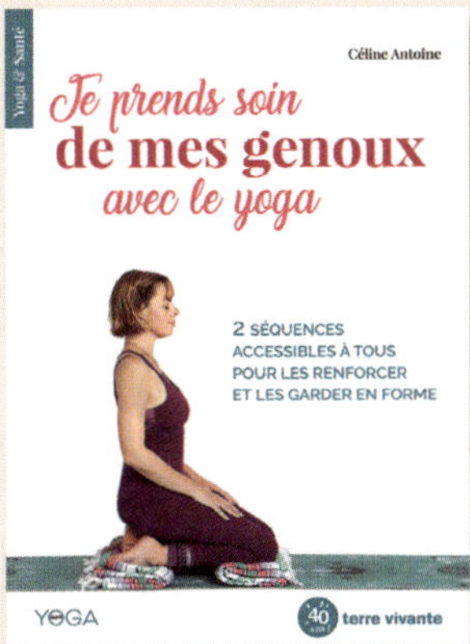

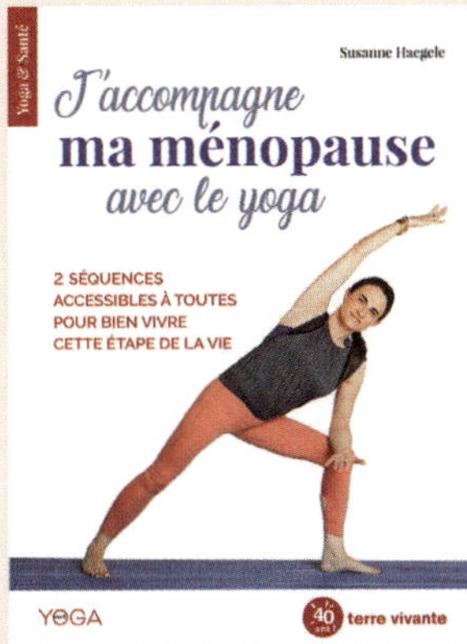

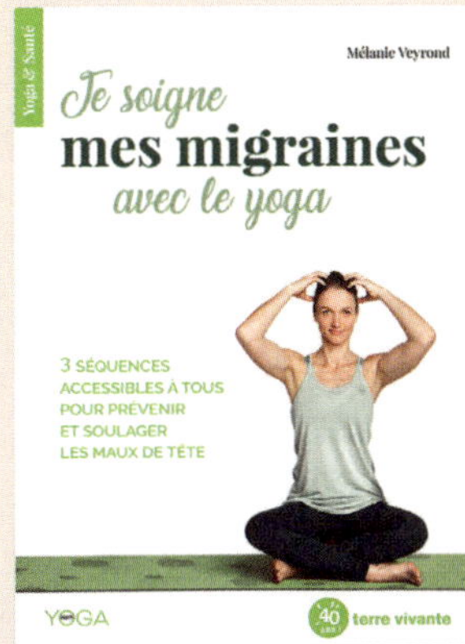

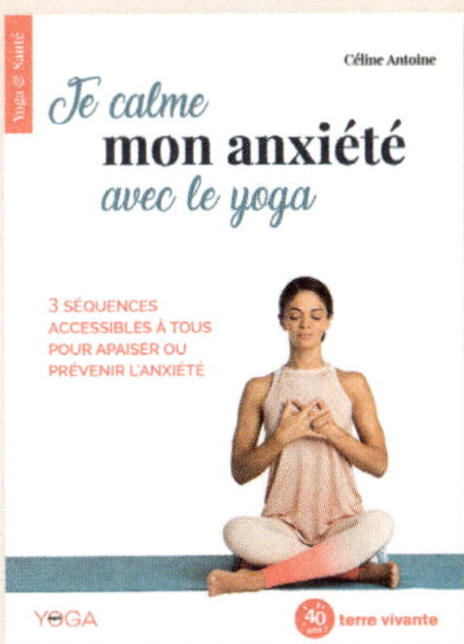

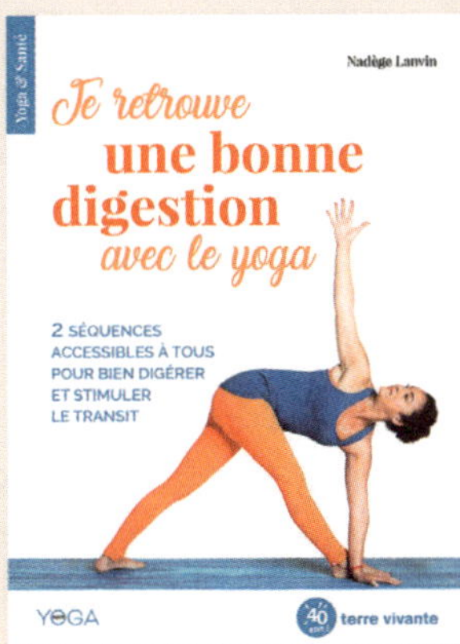

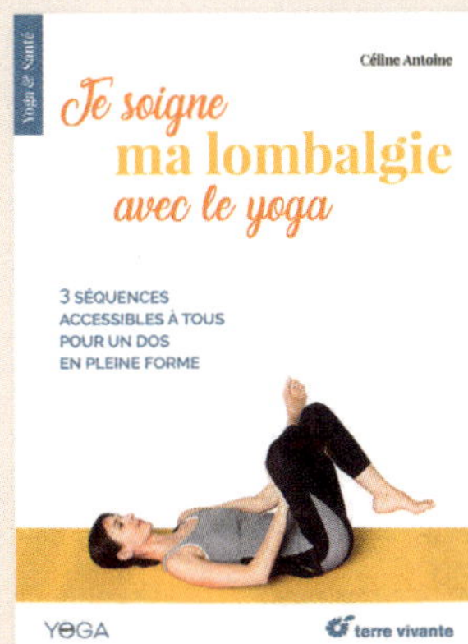

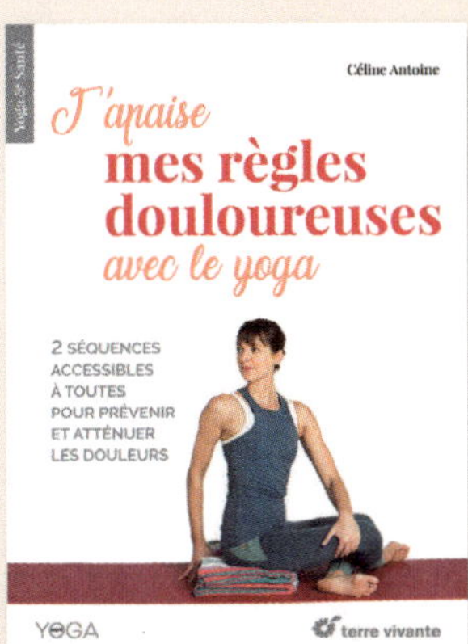

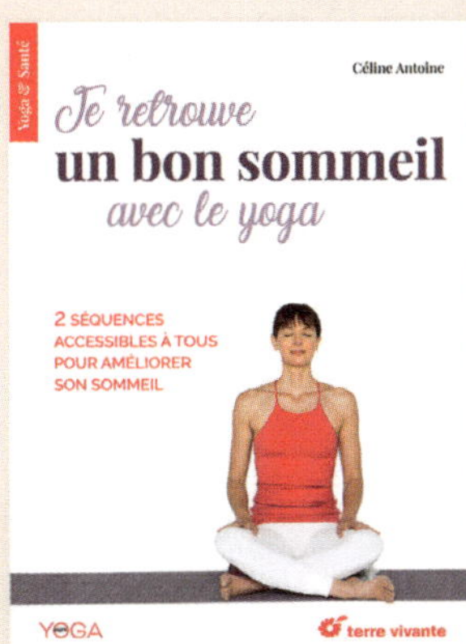

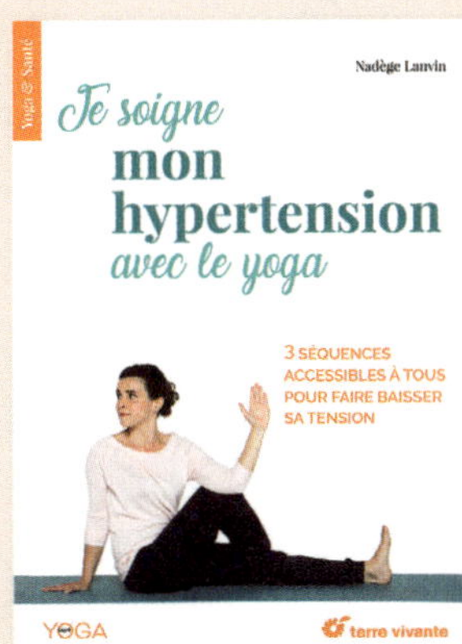

Pour aller plus loin

Pour en savoir plus sur le yoga

CHANDRASEKARAN (N.) (Dr), *Yogathérapie*, Éditions Agamat, 2010.
COMPAGNAC-MORETTE (C.), *Prévenir et guérir par le yoga*, Éditions du Dauphin, 2004.
COUDRON (L.) (Dr), *La yoga-thérapie*, Odile Jacob, 2010.
IYENGAR (B. K. S.), *Le yoga thérapeutique*, Éditions La Plage, 2018.
MOHAN (A. G. et I.), *Le yoga thérapeutique - Une méthode de yoga et d'ayurvéda au service de la santé et du bien-être*, Éditions de l'Éveil, 2009.
STILES (T.), *Le yoga qui soigne*, Marabout, 2015.
VEYROND (M.), *T'as de beaux os, tu sais !* Fayard, 2018.

Où se procurer les accessoires de yoga ?

Nous recommandons de préférence les boutiques en ligne spécialisées dans le matériel de yoga et de méditation.

- chin-mudra.yoga
- yogimag.com
- tayronalife.com
- esprityoga.fr (*yoga pads* uniquement)

Pour en savoir plus sur les huiles essentielles

COUIC MARINIER (F.) et TOUBOUL (A.), *Le guide Terre vivante des huiles essentielles*, Terre vivante, 2017 (1re édition), 2020 (2e édition, revue et augmentée).

Où se procurer des huiles essentielles ?

La qualité des huiles essentielles varie selon l'origine géographique de la plante, l'ensoleillement, le climat, le sol, le mode d'agriculture (bio ou conventionnel), etc. Veillez toujours à vous procurer des huiles bio « 100 % pures et naturelles », obtenues sans pesticides, et sachez décrypter les labels (voir ci-dessus *Le guide Terre vivante des huiles essentielles*). De préférence, achetez-les dans les pharmacies spécialisées dans l'aromathérapie ou sur les sites suivants :

- arkopharma.com
- aroma-zone.com
- compagnie-des-sens.fr

PEFC 10-31-1510
IMPRIM'VERT – Votre imprimeur agit pour l'environnement

Imprimé en France par Corlet (Condé-en-Normandie)
Dépôt légal : mars 2021 - N° d'imprimeur : 21020308